**DAS
LIFESTYLE
FASTENBUCH**

Dieses Buch widme ich Rudolf Breuss
und meinem Vater Jürgen H.R. Thomar,
ohne den ich sicherlich nie eine
14-tägige Fastenkur gemacht hätte
… und schon gar nicht jährlich!

2. Auflage: Juli 2023
Design/Layout: Tina Feiertag, www.tinafeiertag.com
Cartoons: Barbara Roth, www.cartoonsbyroth.com
Lektorat: Birgit Bauer
Foto Cover: iStock by Getty Images
ISBN: 9-783200051775

Umwelthinweis: gedruckt auf chlorfrei gebleichtem Papier.

An die Leserin/den Leser:
Zur besseren Lesbarkeit dieses Buches wird auf weibliche/männliche Formen verzichtet. Grundsätzlich liegt mir persönlich sehr viel an Gleichstellung und Gleichbehandlung.

Heilfasten nach Rudolf Breuss

DAS LIFESTYLE FASTENBUCH

....

nach der Gesundheitsformel 2 plus 50

Für einfaches Entgiften und garantiertes Anti-Aging
2 Wochen Heilfasten nach Breuss
und 50 Wochen gesunde Lebensweise
jährlich – ein Leben lang

....

Christina Thomar

Breuss-Fasten, viel mehr als nur Heilfasten

Grundlage und Bezugsdokument dieses Buches ist die Originalausgabe des Breuss-Buches mit dem Titel „KREBS/Leukämie und andere, scheinbar unheilbare Krankheiten mit natürlichen Mitteln heilbar, Ratschläge zur Vorbeugung und Behandlung vieler Krankheiten", ISBN: 3-00-018407-4, aus dem Merk-Verlag.

Wichtiger Hinweis:
Die Gedanken, Methoden und Anregungen in diesem Buch stellen die Meinung bzw. die Erfahrung der Autorin dar. Sie wurden von der Autorin nach bestem Wissen erstellt und mit größtmöglicher Sorgfalt überprüft. Sie bieten jedoch keinesfalls Ersatz für kompetenten medizinischen Rat. Jeder Leser ist für das eigene Tun auch weiterhin selbst verantwortlich.

Das vorliegende Buch wurde sorgfältig erarbeitet. Dennoch erfolgen alle Angaben ohne Gewähr, weder Autorin noch Verlag können für eventuelle Nachteile oder Schäden, die aus den im Buch vorgestellten Informationen resultieren, eine Haftung übernehmen. Die Autorin gibt weder direkt noch indirekt medizinische Ratschläge, noch verordnet sie eine Diät ohne medizinische Beratung als Behandlungsform für Krankheiten. Mediziner, Ernährungsfachleute und andere Experten auf dem Gebiet der Gesundheit und Ernährung vertreten unterschiedliche Meinungen. Es liegt nicht in der Absicht der Autorin, Diagnosen zu stellen, oder Verordnungen zu erteilen.

Ihre Zielsetzung besteht lediglich darin, Informationen aus dem Gesundheitsbereich anzubieten und die Zusammenarbeit mit Ihrem Arzt bei dem Streben nach Gesundheit zu unterstützen. Wenn Sie die vorliegenden Informationen ohne Einschalten eines Arztes anwenden, so verordnen Sie sich eine Selbstbehandlung, ein Recht, das Ihnen zusteht. Die Verfasserin übernimmt jedoch keine Verantwortung. Sie haftet auch nicht für Personen-, Sach- und/oder Vermögensschäden. Die Autorin behält sich das Recht vor, Änderungen ohne vorherige Ankündigung vorzunehmen. Kein Teil dieser Publikation darf ohne schriftliche Genehmigung der Autorin vervielfältigt werden. Ein Nachdruck, auch auszugsweise, ist verboten.

www.breuss-kur.de
www.facebook.com/breuss-kur

Inhalt

	Vorwort	6
	Prolog	10
	Heilfasten nach Rudolf Breuss	14
	50 Ausreden	18
	50 plus 2 Gründe es trotzdem zu tun	22
1	Über das Fasten	30
2	Ihm verdanken wir das geniale Fasten	36
3	Über das Heilfasten	38
4	Mehr als nur Heilfasten	42
5	Die Breuss-Fasten-Kuren	46
	Frühjahrskur	47
	Regenerationskur für den ganzen Körper	51
	Gewichtsreduktionskur	53
	Therapeutisches Heilfasten	59
	Heilfasten zur Blutverbesserung	67
	Heilfasten bei Gelenkleiden	70
	Heilfasten bei Krebs, Leukämie, Lungentuberkulose	73
6	Vor dem Fasten	75
7	Während des Fastens	83
8	Nach dem Fasten	93
9	Der besondere Saft	105
10	Die besonderen Tees	111
11	Die besonderen Brühen und Tropfen	119
12	Über Säuren, Basen und gesundes Wasser	123
13	Tipps für die restlichen 50 Wochen im Jahr	133
	Gesund essen und trinken	134
	Sich bewegen	143
	Sich selbst motivieren	149
	Gesund schlafen	150
	Mental entgiften	151
	Positiv sprechen	154
	Digital entgiften	157
	Sich gesund lachen	159
14	Einkaufen für die Breuss-Kur	163

Anlagen	168
Tageszeitplan	169
Der 35ste Tag/Geschafft!	170
Weitere Bücher zum Thema Breuss-Kur	172
Tee-Etiketten	173
Literaturverzeichnis	174
Adressenverzeichnis	175
Impressum	176
Danke	178

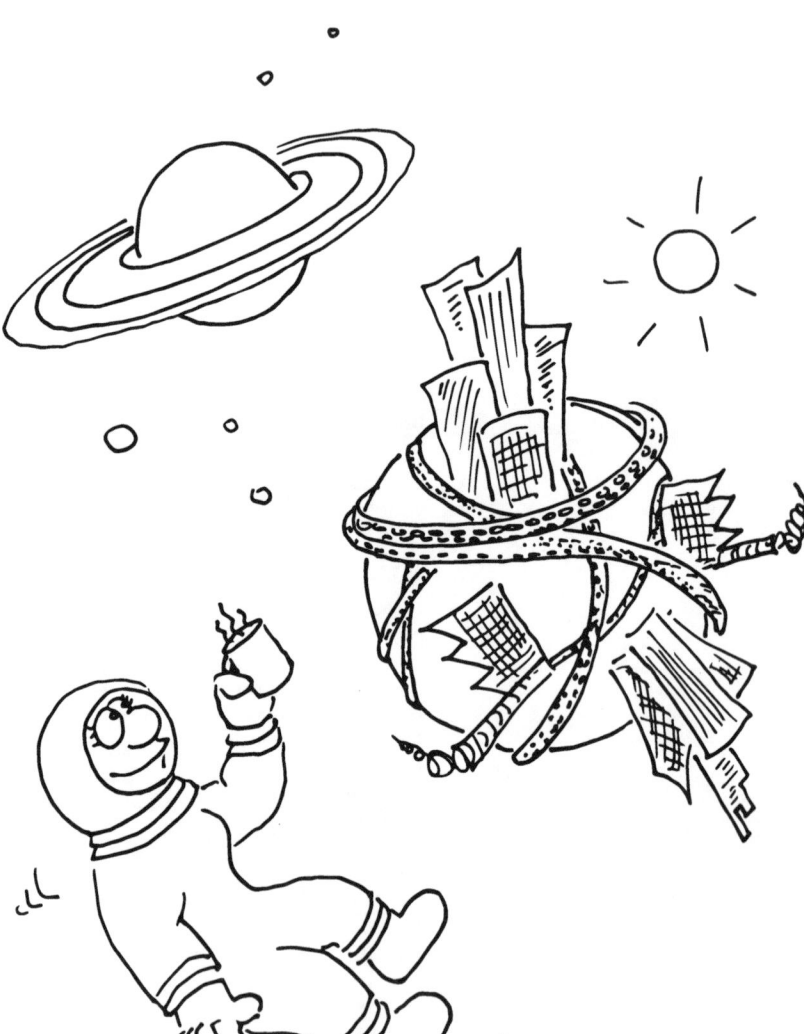

Vorwort

Fasten – Paradoxon einer überflutenden Gesellschaft

Dieses Buch kommt gerade zur rechten Zeit. Oft sind Visionäre scheinbar ihrer Zeit voraus. Doch wenn man sich genauer umsieht kann man erkennen, dass man bereits Teil einer Strömung ist, die zwar erst im Keimen begriffen ist, aber doch ihren unaufhaltsamen Weg gehen wird, gehen muss. Wie es früher im sogenannten „**Goldenen Zeitalter**", welches im **Zeichen des Saturn** stand, keine Innovation geben durfte, so schlug dann das Pendel in die andere Richtung aus.

Es kam das **Zeitalter des Jupiter**. Hier gilt die Devise, wir machen alles das, was machbar ist. Wir schaffen die größten Tempel und Kirchen, wir fliegen zum Mond und zum Mars, wir wissen alles aus der ganzen Welt und das in Echtzeit, wir kommunizieren mit jedem Menschen unmittelbar, egal wo er sich in der Welt befindet, wir fliegen heute nach Asien und morgen nach Afrika, und so könnte man die Liste unendlich fortsetzen.

Wenn wir uns aber den Zustand der Welt ansehen, dann können wir erkennen, dass wir **im Jupiter Zeitalter nicht den gewünschten Ausgleich erreicht haben**, sondern das Pendel eben auf die ganz andere Seite ausgeschlagen hat. Die Frage der Umweltverschmutzungen ist daher zur Überlebensfrage für die gesamte Menschheit geworden. Dabei beziehe ich mich nicht nur auf den Müll, sondern auch auf Chemikalien, Schwermetalle, Strahlung, Lärm, Lichtverschmutzung, Smog, und vor allem die Informationsverschmutzung.

Unser ganzes Sein ist zu einem enorm großen Teil von der uns umgebenden, aber auch der in uns lebenden Welt abhängig. So besteht **unser ganzer Körper nur zu 10% aus lebenden Zellen**, alles andere sind Bakterien und andere Zellen, ohne die unser Leben in der Sekunde vorüber wäre. Diese unsere Partner im Leben sorgen nicht nur für unsere Gesundheit, sondern steuern direkt unsere Emotionen und unser soziales Verhalten. Dieses sogenannte **Mikrobiom** ist heute einem enormen Stress ausgesetzt. Durch ungesunde Ernährung, Chemikalien und viele Antibiotika kommt es zu Einflüssen, die wie ein Bombenangriff auf dieses Mikrobiom wirken.

Es verändert sich dadurch nicht nur unsere Psyche, sondern es werden die für die Nahrung wichtigen Aufnahmelöcher im Dünndarm zu groß und lassen wahllos nicht willkommene Nahrungsbestandteile und andere chemische Stoffe in den Körper. Auch hier sehen wir Jupiter von der Schattenseite. Der ohnehin schon überlastete und geschwächte Körper wird nun weiter überflutet. Dieses Syndrom wird **Leaky Gut Syndrom** genannt und Wissenschaftler behaupten, dass dies **das wichtigste Gesundheitsproblem des 3. Jahrtausends** sein wird.

Was ist nun möglich, um wieder eine **Balance in unserem Körper und auf dieser Welt** zu schaffen? Es liegt nahe, sich wieder über die **Grundprinzipien des Saturns** Gedanken zu machen: die **Reduktion auf das Wesentliche.**

Dieses Heilfasten ist damit ein wunderschöner Beginn für solch eine Änderung meiner Einstellung zum Leben. Und wie es auch im Buddhismus so schön heißt, kann es mit den vier himmlischen Tugenden begleitet werden: Freundlichkeit, Mitgefühl, Gleichmut und vor allem Freude. Hier haben wir die Möglichkeit mit Freude etwas für unser Mitgefühl zu tun und damit etwas Gutes auch für die Gemeinschaft zu leisten. Denn die Verschmutzung auf allen Gebieten führt in der Regel zu einem Nachlassen der Sensitivität und damit der Möglichkeit, sich und andere zu erkennen. **Mit dieser Fastenkur,** die uns nicht nur **freudevoll Reduktion** lehrt, sondern auch eine starke Form der Entgiftung darstellt, kommt es zu einer **deutlichen Zunahme von Sensitivität auf allen Ebenen** unseres Seins.

Auch im Körperlichen konnte ich dies oft bei meinen Patienten beobachten, dass diese bei Problemen eben nur mehr eine sanft wirkende Heilpflanze benötigen und kein Medikament mehr. Es **führt dies also zu einer Positivspirale nach oben.** Ein ganz großes Plus bei dieser Form der Fastenkur ist die **Kombination mit Gemüsesäften.** Beim reinen Fasten – nur mit Wasser – kommt es nach frühestens 3 Tagen zu einer Resilienzzunahme der Zellen. Sie werden gegen Umwelteinflüsse immer stärker. Dieses Phänomen findet sich auch bei der Fastenkur nach Breuss, jedoch kommt hier noch der **enorme Entgiftungseffekt durch die Gemüsesäfte und verschiedenen Tees** dazu.

Dadurch kann sich auch das Mikrobiom des Darmes wieder erholen und in der Symbiose mit den menschlichen Zellen wirken. Wie wir bereits aus der Wissenschaft wissen, ist alles Materie und Energie gleichzeitig. Für uns Menschen ist es wichtig, mit welcher Art von Energie wir unsere Umwelt, unseren Körper und unseren Geist versehen. Diese Fastenkur ist sicher ein optimaler energetischer Beginn einer Veränderung, die sich wie ein ins Rollen gekommener Stein in unserem Leben fortsetzen wird.

Diese **positive Energie** spürt man auch bei der Autorin Christina Thomar. Sie schreibt nicht nur sehr animativ, sondern man spürt auch die Leidenschaft und die Authentizität. Damit ist auch **dieses Buch mit der nötigen positiven Energie ausgestattet**, die es für die Umsetzung des Heilfastens auch braucht. Als Allgemeinmediziner, der insbesondere auf dem Gebiet der Traditionellen Naturmedizin und Präventivmedizin tätig ist, ist **dieses Buch ein Juwel für meine PatientInnen**. In den vielen Gesprächen mit ihnen, in denen sie über ihre Fastenkuren berichteten, konnte ich über die Wirksamkeit dieser Methode lernen. Sie stärkten damit den inneren Arzt, der dann mit den Krankheiten und Problemen besser fertig werden konnte.

Ich kann nur hoffen, dass sich möglichst viele Menschen von der Leidenschaft der Autorin anstecken lassen und allen bei der so stattfindenden Neuordnung in ihrem Leben Glück und Zufriedenheit wünschen.

Mit von Freude getragenen Grüßen,

Dr. med. univ. Gerhard Kögler
Arzt für Allgemeinmedizin (verliehen in Österreich)

A-1130 Wien, Hietzinger Hauptstraße 120A
www.lifeagents.at

Fasten ist der einzige Neustartknopf, den wir haben

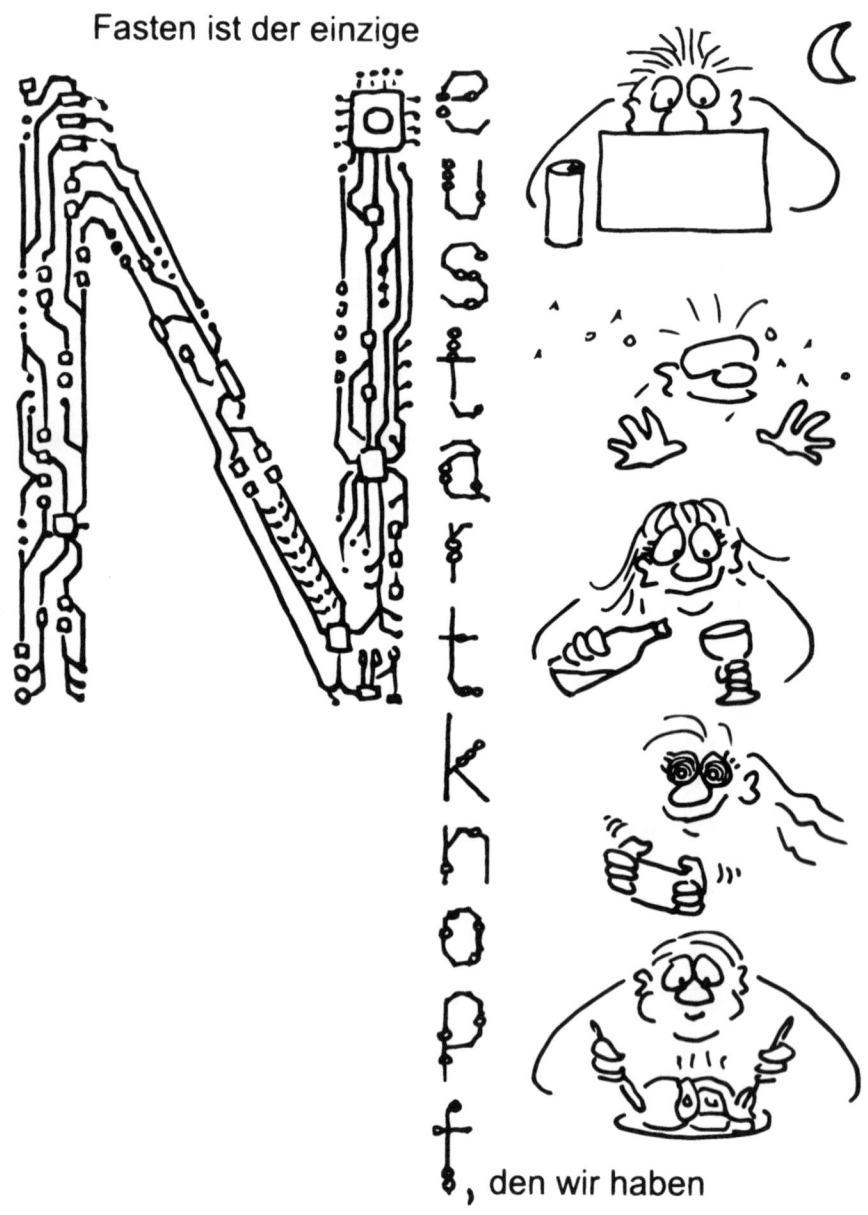

Andreas Michalsen, Professor an der Berliner Charité

Prolog

Wir können nicht ewig leben, weil im Schöpfungsplan nur 120 Jahre vorgesehen sind. Doch diese Zeit dürfen wir voll geniessen, ohne Schmerzen, ohne Krankheiten – vielmehr: **fröhlich, weise, energiegeladen und kreativ.** Denn das Altern ist keine Krankheit – nur, wenn es zu schnell von statten geht. Die Bremse, ja **den Rückwärtsgang, den haben Sie selbst in der Hand.** Erst verliert man ein bisschen Leistungskraft, Lebensfreude, Vitalität. Dann wird man krank. Das muss nicht sein!

Wieder einmal zu viel gearbeitet, zu schlecht gegessen, zu oft gehetzt, zu wenig bewegt? – **ein Leben auf der Überholspur.** Irgendwann schlägt der Organismus Alarm, bei jedem auf seine Weise. Die Order lautet: **loslassen, Auszeit nehmen,** klare Suppe schlürfen, mindestens zwei Liter verschiedene Tees am Tag trinken, Gemüsesaft dazu. Dazu **Bewegung,** um die Fettverbrennung zu aktivieren und den Muskelabbau in Schach zu halten.

Sie ackern am Schreibtisch, tragen Verantwortung und brauchen blitzende Ideen? Sie ärgern sich über Augenfältchen oder stumpfes Haar? Sie haben die Pfunde satt? Was hält Sie fit für Ihren **Alltags-Marathon**?

Gibt es wirklich ein Zurück nach jahrelangem Körperraubbau? Können wir die Zeit zurückdrehen? Ja, Menschen können bis zu einem gewissen Grad den **Reset-, den Neustartknopf drücken** und die chronische Übersteuerung des Systems wieder herunterregulieren. Und **dazu soll Ihnen dieses Buch helfen, als jährlicher Ratgeber, sich Gutes zu tun,** denn Ihr Körper weiß, was ihm gut tut. Verwöhnen Sie Ihren Körper wieder.

Regelmäßiges Fasten bedeutet umfänglich zu reduzieren – nicht nur hinsichtlich der Auswahl und des Verbrauchs von Lebensmittel, sondern auch im Umgang mit anderen Konsumgütern, z.B. dem Internet. Alles, was uns in unserem Alltag überflutet und stresst, darf eine Zeit lang zurückgefahren werden. Gerade wenn der Alltag sehr voll ist, kann das **Reduzieren eine enorm heilende und regenerierende Wirkung** haben.

Fasten soll nicht nur mühsam sein, sondern im Idealfall (bei uns ist das so!) freut man sich auf die jährliche Auszeit, baut sie langfristig in seinen Alltag ein und erwartet diese Zeit des Loslassens, des Reduzierens, des Auftankens, der klaren Gedanken.

Humor ist, wenn man trotzdem lacht, und genau deshalb habe ich die **Cartoonistin Barbara Roth** gefragt, ob sie diesem Fastenratgeber eine **humorvolle Note** geben möchte. Da Barbara zum Team unserer seit Jahren regelmäßigen Breuss- Fastenden gehört und deshalb genau weiß, wie man sich fühlt, wenn man morgens früh den kalten Nierentee trinkt, hat sie begeistert zugesagt. Was dabei herausgekommen ist, können Sie in diesem Buch genießen.

Ein gutes Buch soll den Leser ansprechen, vom Titel, vom Cover, von der Gestaltung, vom Wording. Und genau deshalb ist als **Grafik-Designerin Tina Feiertag** zu unserem Projekt gestoßen. Sie hat einfach das gewisse Etwas, wenn es um gutes Design geht. Erfreuen Sie sich an der Gestaltung innen und außen.

Ich wünsche mir, dass „Die Gesundheitsformel 2 plus 50" Ihnen deutliche Impulse zur **Verbesserung Ihrer Lebensqualität** gibt. Um gesund und voller Lebensfreude zu sein und zu bleiben... genießen Sie regelmäßige Fastenkuren – **jährlich – ein Leben lang!**

Ich wünsche Ihnen Gesundheit, von Herzen

Christina Thon

> *Vertraue Deinem Körper, denn in*
> *dir schlummern ungeahnte Potenziale.*
> Buchinger Wilhelmi

Heilfasten nach Rudolf Breuss

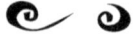

*Wer stark, gesund und jung bleiben will, sei mäßig,
übe den Körper, atme reine Luft und heile sein Weh
eher durch Fasten als durch Medikamente.*

Hippokrates von Kos (460 - 377 v. Chr.), griechischer Arzt, "Vater der Heilkunde"

Das Breuss-Fasten wie es viele kennen

Rudolf Breuss, Naturheilkundiger aus Bludenz in Österreich, konnte vielen Patientinnen und Patienten mit seiner Fastenkur helfen. Diese verbindet wesentliche Elemente des Buchinger-Fastens mit Lehren von Kneipp und mit seinen eigenen Erfahrungen. Wesentlich ist auch ihre Dauer von 6 Wochen bzw. 42 Tagen, mit Ausnahme der Frühjahrskuren von nur ein, zwei oder drei Wochen Länge.

1978 fasste Breuss sein Wissen in dem Büchlein „Krebs/Leukämie und andere scheinbar unheilbare Krankheiten mit natürlichen Mitteln heilbar. Ratgeber zur Vorbeugung und Behandlung vieler Krankheiten" zusammen und erweiterte und verbesserte es einundneunzigjährig in seinem Sterbejahr 1990. Damals blickte er auf rund 50 Jahre Erfahrung mit seiner Gemüsesaft- und Tee-Kur, kurz Saft-Kur, wie er sie selbst nannte, zurück. Das Buch ist seit seinem Erscheinen im Jahre 1978 über 1,5 Millionen Mal verkauft worden. Es steht oder stand somit bei vielen, bei sehr vielen Familien im Bücherschrank. Und verstaubte dort. Viele kennen das Buch, haben die Kur dennoch nicht gemacht. Warum?

Wie mein Vater mit Heilfasten nach Breuss seinen Krebs besiegte

Genau hier wollte mein Vater Jürgen H.R. Thomar ansetzen und zur Bekanntheit des Heilfasten nach Rudolf Breuss beitragen. Er fand: Diese Kur hat es wirklich verdient. Im Frühjahr 2004 fastete mein Vater erstmals sechs Wochen „nach Breuss' im Zuge seiner Krebstherapie, nachdem ihm die Schulmedizin nach einer erfolglosen schulmedizinischen Krebstherapie nicht mehr weiterhelfen konnte. Als Patient beschäftigte er sich sehr intensiv mit Rudolf Breuss, seinen Ideen, Erfahrungen und Ratschlägen. Als medizinischer Laie arbeitete er sich nach und nach immer tiefer in die Materie des Heilfastens ein. Um zunächst sich selbst und später anderen Menschen helfen zu können. Und er siegte nachhaltig über seinen Krebs.

2 plus 50

Aus Dankbarkeit Rudolf Breuss gegenüber, programmierte er die Internetseite **www.breuss-kur.de**, die inzwischen weltweit großes Interesse findet: weit über 350.000 Besucher konnten wir dort bis heute begrüßen. Menschen aus aller Welt wollten von ihm wissen, wie man die Breuss-Kur richtig macht. – Wie er sie gemacht hatte. Der Bogen spannte sich von Australien über Neuseeland, Südafrika, Bali, Kroatien, Frankreich, bis England, Schottland, und weiter bis Spanien und zu den USA. Sehr vielen Menschen konnte er helfen, konnte immer kompetenter Auskunft geben. 2005 fastete er ein zweites Mal über 42 Tage in einer Gruppe von zehn Damen und Herren und sammelte dabei eine Fülle weiterer Erfahrungen. Präzise protokollierte er jeden Tag und jeden Gedanken. Er schrieb mehrere Bücher über die Breuss-Kur, mittlerweile übersetzt ins Englische, Russische, Französische, Slowenische. Damit können immer mehr Menschen die Breuss-Kur gut angeleitet selbständig durchführen. Er begleitete Fastengruppen, hielt Vorträge, stellte die Kur in Fernsehen und Radio vor. Das Heilfasten war zum **zentralen Lebensthema meines Vaters** geworden.

Wie ich dazu gekommen bin und wie das vorliegende Buch entstand

Damals waren mein Mann Roland und ich mit unseren beruflichen Tätigkeiten, der Geburt unseres ersten Kindes und unserem Hausbau voll ausgelastet. Ich hatte keine Zeit, mich näher mit der Kur zu befassen. Erst seit dem völlig überraschenden Tod meines Vaters im Oktober 2012 (an einem Infarkt, nicht an Krebs, den hatte er mit der Breuss-Kur nachhaltig besiegt) führe ich sein Werk fort. Weil ich weiß, wie sehr ihm das Thema am Herzen lag.

Ich verlege seine Bücher, betreue die Website **www.breuss-kur.de** und erstellte die Breuss-Kur Facebook Seite. Jetzt ist dieses Buch dazugekommen. Da ich täglich vielen Fragen gegenüberstand und kompetent Antwort geben wollte, habe ich die Breuss-Kur selbst ausprobiert. Mir persönlich genügten die Erfahrungen der Frühlingsfastenkur. Mein Mann Roland und meine Freundin Dagmar waren von Anfang an mit dabei und dann so begeistert von den Ergebnissen der Breuss-Kur wie ich. 2013 bis 2016 haben wir drei bereits sechs Breuss-Kuren gemacht (mit wachsenden Teilnehmerzahlen). **Mittlerweile gehört die Breuss-Kur zu unserem Leben.** Jedes Frühjahr steht sie auf unserem Gesundheits – Bewusstseins – Wohlfühl -Programm!

Heute bin ich 52 Jahre alt und mache mir Gedanken über das Älterwerden; über das **gesunde, vitale, glückliche Älterwerden**. Ich will nicht jedes Jahr ein Kilo mehr auf der Waage haben, ich will fit und aktiv mein Leben gestalten können, viel Energie haben für unsere Kinder im Alter von 10 und 12 Jahren. Dafür habe ich vor 4 Jahren auch regelmäßiges Laufen in meinen Wochenablauf eingebaut – 3 x die Woche jeweils 9 km, an der frischen Luft, im Wald, in der Früh bei fast jedem Wetter.

Ich werde oft gefragt: „Was heißt Gesundheitsformel 2 plus 50? Hat das etwas mit dem Alter zu tun?" Nein, Sie wissen ja nun schon vom Titel, was es heißt. Interessant ist aber trotzdem, dass ich beim Schreiben dieses Buches tatsächlich 2 plus 50 Jahre alt war – ein Zufall?

Heute liegt es nun vor Ihnen: mein **Lifestyle Fastenbuch**, denn es genügt nicht, nur 2 Wochen im Jahr zu fasten. Kümmern Sie sich um Ihren Körper, um Ihren Geist. **Kümmern Sie sich um das Positive**, nicht immer um das Negative. Kümmern Sie sich nicht darum, gesund oder jung zu bleiben, sondern gesünder und jünger zu werden. Und immer jünger und jünger. Glauben Sie fest daran, dass Sie mit 70 jünger und leistungsfähiger sind als mit 30. Probieren Sie es selbst aus! Möge dieses Buch vielen Menschen rund um den Globus das **Heilfasten des Rudolf Breuss** näher bringen. Möge es jedem Einzelnen helfen, sein ganz persönliches Fasten- und Lebensziel zu erreichen.

Wien, im Frühjahr 2017, Christina Thomar

50 Gründe, warum ich niemals fasten könnte

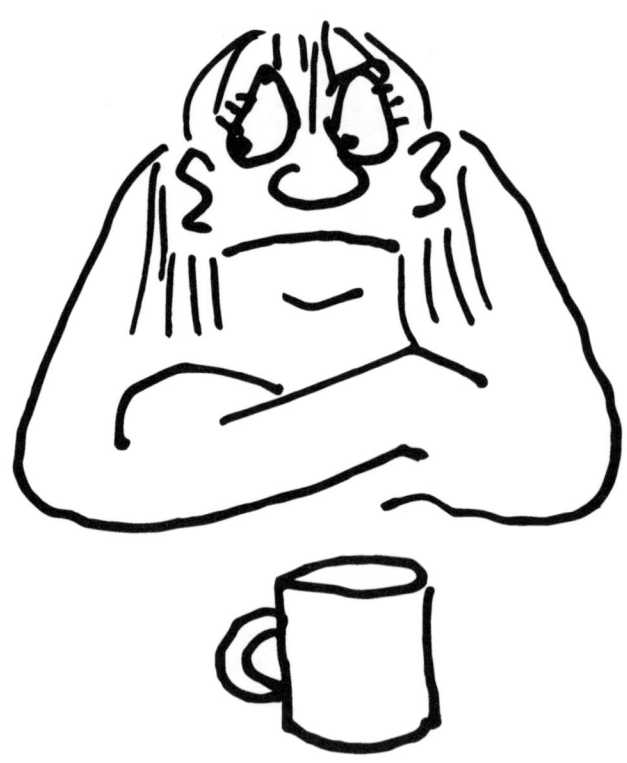

Eine Auswahl der besten 50 Ausreden, warum Sie auf keinen Fall fasten können:

1. Ich habe zu viel Stress. Mein Leben ist zu hektisch und meine Seele hätte nichts davon.
2. Ich brauche meine Schokolade (oder mein Glas Wein) am Abend zum Runterkommen.
3. Ich hab sooo viele Termine, dass ich die Diät nicht einhalten kann.
4. Ich bekomme Kopfschmerzen/Migräne vom Fasten.
5. Bringt mir den Stoffwechsel durcheinander, dann nehme ich nachher mehr zu, als ich vorher wog.
6. Ich habe einen sehr niedrigen Blutdruck, und mir wird es dann ganz schlecht/ich sehe Sternchen.
7. Das Leben ist schon so anstrengend genug.
8. Ich brauche Energie für den Sport (und den Rest des Lebens).
9. Das könnte ich nie!
10. Weil man davon eh nicht dauerhaft abnimmt.

10 gute Ausreden haben wir schon!

11. Ich habe Angst, dass ich stinke (und möchte keinen Urlaub für eine Fastenkur nehmen müssen).
12. Ich möchte, dass ich ganz normal weiterleben kann und das Fasten quasi nebenher geht und das sehe ich in Gefahr.
13. Mir fehlt letztendlich der KICK, warum ich das machen sollte – mir hat das noch niemand plausibel erklärt – und eigentlich geht es mir nicht sooo schlecht, dass ich selber die Notwendigkeit sehe.
14. Ich faste nicht, weil ich nicht abnehmen will. Wenn ich abnehme, nehme ich an den „falschen" Stellen ab.
15. Mein Schlafmangel, den meine Tochter verursacht. Ohne zwei Kaffee und teilweise zwei Frühstücke komme ich zurzeit nicht in die Gänge.
16. Ich vertrage nicht alles, was Kräutergarten und Bioratgeber hergeben, weil ich Allergikerin bin.
17. Dann kann man nicht ausgehen und andere treffen.
18. Dieses Breuss Tee-Kochen ist zu kompliziert. Ich muss mir dann genau überlegen, wie und wohin ich die Tees mitnehme. Ich habe die Zeit dazu nicht.
19. Fasten macht grantig – schlecht für die Beziehung, wenn der Partner nicht mitmacht. Ich will nicht fasten, weil sonst die ganze Familie unter meiner schlechten Laune leidet.
20. Wie soll das gehen, da bin ich doch ganz geschwächt?

Geschafft! 20 gute Ausreden kennen wir jetzt!

21. Meine Familie würde nicht mitfasten, was die Sache schwierig macht, weil sie sicher von mir erwarten, dass ich Lebensmittel einkaufe und koche. Wie soll das gehen, wenn ich immer für die Kinder kochen muss?
22. Am liebsten würde ich im Urlaub und unter Anleitung fasten, aber das kostet mehr als meinen normalen Urlaub und würde weniger Zeit mit der Familie bedeuten.
23. Ich bin in einer Umbruchphase und benötige Energie.
24. Ich bin Läuferin, brauche ganz viele Kohlenhydrate und kann unter keinen Umständen fasten.
25. Der Körper und das „was sich darin befindet", ist ein hochkomplexes System und gleiche Anwendungen können dem einen guttun, bei dem anderen nichts bewirken und dem dritten schaden!
26. Weil mir das Essen besser schmeckt als das Fasten.
27. Ich finde es nicht schön, mich nur von Tees und Brühe zu ernähren für eine bestimmte Zeit. Ich habe einfach gar keinen Spaß daran, weder an Einläufen oder anderen äußeren Maßnahmen der Darmentleerung, noch an Brühen, noch am generellen Nicht Essen.
28. Mein Arzt sagt, dass regelmäßige kleine Mahlzeiten für meinen Typ sehr wichtig sind.
29. Ich kann meine Leistung ohne Essen nicht bringen und bin gereizt – kann ich mir mit den vielen Terminen nicht leisten; d.h. Fasten & Arbeiten ist zu viel – entweder oder.
30. Fasten ist sehr aufwändig und zu kompliziert.

… und auch nach 30 guten Ausreden sind wir weiterhin sehr kreativ und produktiv!

31. Ich habe nicht die erforderliche Disziplin. Ich bin mental nicht stark genug für Fastenkuren.
32. Ich fühle mich gerade so schwach, könnte also krank werden. Da soll man doch nicht fasten.
33. Meine Kinder sind gerade so anstrengend, da brauche ich auf jeden Fall Nervennahrung.
34. Ich brauche Koffein, sonst komme ich morgens nicht in die Gänge.
35. Wie soll das gehen, wenn man voll im Berufsleben steht. Außerdem wäre es ja unhöflich, mit Freunden oder Geschäftspartnern ständig über Diät zu reden.
36. Ich habe keine Zeit, mich mit dem Thema auseinander zu setzen.
37. Es ist schwierig, eine Fastenkur im Arbeitsalltag unterzubringen. Alle Kollegen gehen gemeinsam Mittagessen. Ich wäre dann „Outsider" und betone in der Firma noch dabei, dass ich abnehmen will.

38. Ich schaffe es nicht, weil ich den Kindern nicht beim Essen zusehen kann – ich bräuchte einen leeren Kühlschrank und leeren Vorratsschrank.
39. Ich darf nicht fasten, weil ich schon dünn genug bin!
40. Ich kann nicht fasten, weil sonst mein Magen knurrt und die Kunden das hören.

... und auch nach 40 triftigen Ausreden haben wir noch 10 weitere! Lassen Sie sich überraschen!

41. Ich muss immer zwischendurch was Süßes knabbern, weil ich viel denken muss und mein Gehirn Zucker braucht.
42. Weil beim Fasten nur mein Gesicht schlanker wird und mehr Falten sichtbar werden.
43. Weil nach dem Fasten meine sexy Rundungen schlaff werden und nur noch Haut herabhängt.
44. Ich hab eh schon so wenig Energie, wie soll ich denn ohne Essen zurechtkommen?
45. Ich mag keinen Tee – ich hasse Zwiebelsuppe.
46. Ich sehe nicht, warum Fasten wichtig oder gesund sein soll.
47. Ich habe Gastritis, daher muss ich immer etwas essen und immer mindestens 1x pro Tag warm.
48. Ich will nicht fasten, weil ich nicht aussehen will wie die Hungerhaken bei „Germany`s next topmodel".
49. Kolleginnen raten mir aus verschiedenen Gründen ab: „Es hilft eh nix", „Es ist ungesund", „Dir fehlen dann wichtige Nährstoffe" oder „Es schadet dem Körper, weil er signalisiert bekommt, dass er auf Notprogramm geschaltet wird".
50. Das ist wieder nur ein neuer Trend, früher sind die Leute auch alt geworden.
51. Ich selber vermisse bei einer Trinkkur das Kauen. Fällt mir sehr schwer, über mehrere Tage darauf zu verzichten. Satt bin ich zwar, aber irgendwie unbefriedigt.
52. Auch das Soziale wird kompliziert: Kaffee trinken gehen, Einladungen zum Essen, etc.

Irgendwie sind es jetzt 50 plus 2 Ausreden geworden, aber keine Sorge: ich hätte auch noch Mal so viele zur Auswahl!

Haben Sie auch einige Ihrer Ausreden gefunden? Gratulation! Aber wer sagt das? Fragen Sie sich doch selbst: woher kommen diese Glaubenssätze? Im nächsten Kapitel erfahren Sie, warum das Fasten so empfehlenswert ist.

50 plus 2 Gründe, es trotzdem zu tun oder warum fast jeder fasten sollte

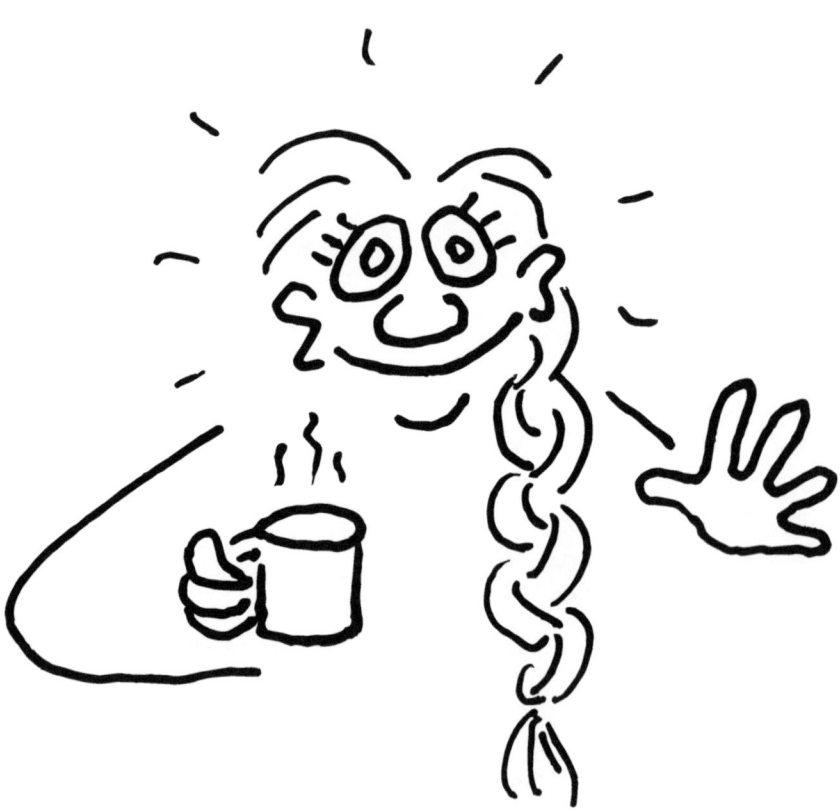

1. Periodischer Nahrungsverzicht kann verjüngen.
2. Es kann bei Operationen und Chemotherapien zur Heilung beitragen.
3. Bei Krebs kann es die Behandlungen leichter erträglich machen.
4. Chronisch entzündliche Erkrankungen wie z.b. Rheuma, Gicht und die sogenannten Zivilisationskrankheiten wie Diabetes können durch Fasten deutlich verbessert werden.
5. Es kann bei Altersleiden wie Demenz helfen (eine mögliche Prävention gegen Demenz und Depressionen ist wahrscheinlich und wird derzeit weltweit erforscht).
6. Es könnte bei Parkinson unterstützen.
7. Fasten regt das Immunsystem an, es entlastet und stärkt dieses sogar.
8. Es aktiviert die Selbstheilungskräfte.
9. Eine Vielzahl von chronischen Krankheiten kann therapiert werden.
10. Freiwilliges Hungern hemmt Entzündungen. Oft sinkt bei Kurende der Gehalt von „Creaktivem Protein" im Blut, ein Entzündungsmarker, der bei Infektionen und Gewebeschäden ansteigt. Die Keton-Verbindung BHB wirkt wie ein „Feuerlöscher" auf Entzündungen und befriedet Teile des Abwehrsystems, die etwa bei Autoimmunerkrankungen aus dem Ruder laufen. Wohl deshalb profitieren Rheumatiker besonders vom Fasten. Selbst Bluthochdruck und Herzinfarkt werden heute mit chronischen Entzündungsherden in Verbindung gebracht, ebenso natürlich Alterungsprozesse: Heilfasten kann solche Entwicklungen offenbar bremsen.

Die ersten 10 Gründe, sich Fasten einmal genauer anzusehen! Aber es wird noch interessanter!

11. Die Abwehrkräfte werden gesteigert.
12. Überflüssige Pfunde schmelzen dahin.
13. Der Körper wird von Schlacken und Giftstoffen befreit, reinigt sich selbst.
14. Pickel und Mitesser verschwinden.
15. Die Haut wird straff, glatt, rein und rosig.
16. Die Stimmung steigt und steigt.
17. Das Haar gewinnt an Spannkraft.
18. Muskeln und Gewebe werden gestrafft.
19. Die Körperhaltung verbessert sich.
20. Vitalität und Wohlbefinden nehmen zu.

Na, waren da schon interessante Aspekte für Sie dabei? Aber es wird noch viel besser:

21. Alle Sinne werden geweckt und geschärft durchs Fasten: der Geruchssinn, der Geschmackssinn, der Genusssinn. Nach dem Fasten wird jedes Nahrungsmittel wieder sehr intensiv wahrgenommen. Der erste Apfel ist eine Geschmacksexplosion. Jeder Bissen ein wahrer Genuss!
22. Fasten macht offen für Neues und für Veränderungen.
23. Auch viele chronische Gesundheitsprobleme lassen sich durch einen lange vernachlässigten Darm erklären. Dazu gehören: Kopfschmerzen und Migräne,

Schlafstörungen und Anlaufschwierigkeiten, Zungenbelag und Mundgeruch, unangenehme Körperausdünstungen, Rücken- und Kreuzschmerzen, Gelenkschmerzen, Atemnot, Herzbeschwerden, Gefäßverengung, Allergien, Neurodermitis, Schuppenflechte.

24. Beim Heilfasten sinkt in aller Regel der Blutdruck.
25. Der Kreislauf und das Herz werden entlastet.
26. Der Körper wird entwässert.
27. Das Atmen wird leichter.
28. Kein Ereignis verändert das Feingefüge des Stoffwechsels so außerordentlich wie Fasten.
29. Alle durch die Ernährung beeinflussbaren Krankheiten können durch das Fasten positiv beeinflusst werden. Und da sehr, sehr viele Krankheiten durch (falsches) Essen verursacht werden, gibt es eigentlich nichts besseres, als in regelmäßigen Abständen zu fasten.
30. Weiterhin profitieren vom Fasten auch Übergewichtige, bei denen Blutdruck und/oder Zuckerhaushalt derart aus dem Ruder laufen, dass ein Herzinfarkt droht. Gerade bei diesen Menschen erreichen die Ärzte mit ihrem **Weniger-ist-mehr** beeindruckende Ergebnisse: der Blutdruck soll während des Fastens sogar stärker sinken als durch Medikamente wie Betablocker oder ACE-Hemmer.

Ich bin sicher, dass Sie jetzt schon sehr gespannt sind, mehr über die Breuss-Kur zu erfahren!

31. Cholesterin- und Harnsäurewerte verbessern sich.
32. Bei Schmerzpatienten ist die Wirkung des „Fasten-High" belegt: in ihren Körpern kreisen erhöhte Konzentrationen von Glückshormonen wie Serotonin und Opioiden – was die spirituellen Erfahrungen erklären mag, von denen manch Hungernder berichtet.
33. Man fühlt sich mit jedem Tag leichter – vom Körper und vom Geist her...
34. Positive Ergebnisse des Fastens sehen die Kliniker auch bei multipler Sklerose, Asthma, Magen-Darm-Erkrankungen, Diabetes Typ a. Im ruhiggestellten Darm erhöht sich, so eine amerikanische Studie, die Vielfalt der Mikrobenarten in der Darmflora – wichtig für das Immunsystem.
35. Wenige Tage strikter Nahrungsreduktion verringern die Risiken bei schweren operativen Eingriffen.
36. Heilfasten bringt uns auch dazu, innezuhalten und zuzuhören – Abstand zu nehmen von der Hektik des Alltags. Jeder, der vorbeugend etwas für seine Gesundheit tun will, sollte regelmäßig Heilfasten.
37. Der Alternsforscher Frank Madeo, Chef einer 30-köpfigen Arbeitsgruppe eines biochemischen Labors der Uni Graz: „Fasten fördert einen höchst spannenden, lebensverlängernden Schlüsselmechanismus des Körpers, die sogenannte Autophagie. Dieses ausgeklügelte Selbstverdauungsprogramm, das Zellen reinigt und verjüngt, haben alle Lebewesen im Repertoire – vom Hefepilz bis zum Menschen. Es ist universell."

38. Fasten ist der stärkste Appell an die **Selbstheilungskräfte** des Körpers: Im Laufe des Lebens sammelt sich in den Zellen Mikroschrott an, knäuelartige deformierte Proteine, geschädigte Zellorgane. Je älter der Organismus ist, desto größer sind die „Müllhalden", desto mehr Erkrankungen: Demenz etwa wird mit solchen Eiweißablagerungen im Gehirn in Verbindung gebracht. Beim Fasten kommt der mikroskopisch kleine Räumtrupp zu deren Beseitigung besonders gut auf Touren – denn wenn keine Nahrung nachkommt, ist der Abfall auf einmal als biologisches Baumaterial gefragt. Wie in einer Häckselmaschine werden jetzt die ausgemusterten Eiweißablagerungen klein gehackt, harmlose Bruchstücke, die in Magerzeiten als Baustein und Brennstoff wieder verwertet werden. Ein geniales Recyclingsystem. Damit bekommt die von Buchinger in den 1920er Jahren eingeführte Metapher der „Schlacken", die beim Fasten schwinden sollen, eine wissenschaftliche Entsprechung. Recycelt wird vor allem dann, wenn im Körper kein Insulin kreist – also bei nüchternem Magen.

39. Fasten mit einer Dauer von 72 Stunden vor und während einer Chemotherapie schützt vor deren Nebenwirkungen. Die gesunden Körperzellen schalten bei Nahrungsentzug in einen „Energiesparmodus", der sie resistent gegen Gifte macht. Tumorzellen dagegen ignorieren die Hungersignale. Sie sind derart auf Teilung programmiert, dass sie ungehemmt weitermachen. Da Chemotherapie Zellen vor allem in dem Moment angreift, wenn sie sich teilen, trifft das Gift besonders die Krebszelle – während die gesunde „schläft". **Es existiert bisher kein einfacherer und besserer Weg, gesunde Zellen zu schützen und Krebszellen zu schwächen.** Früher war man skeptisch und fragte sich, ob man dem schon angeschlagenen Tumorkranken auch noch die Nahrung entziehen darf? Heute weiß man, dass Fasten eine deutliche Reduktion von quälenden Nebenwirkungen, wie Müdigkeit oder Übelkeit erreicht, die Lebensqualität wird dadurch verbessert.

40. Nahrungsentzug kann direkt auf die Erbsubstanz wirken. Denn Wachstumsgene verstummen, Reparaturgene werde aktiviert. So können gesunde Zellen mit dem Mangel viel besser umgehen als Krebszellen. Sie stellen alle Vermehrungsimpulse ein. Die auf ständiges Wachstum programmierten Tumorzellen dagegen brauchen unablässig Glukose – und verhungern irgendwann. Auch ein durch Fasten regeneriertes Immunsystem kann die Krebsheilung fördern.

Und noch weitere Gründe warten darauf, von Ihnen entdeckt zu werden:

41. Fasten bringt mehr Energie im Alltag und führt zu einem kräftigen Energieschwung. Außerdem steigert das Heilfasten die geistige Leistungsfähigkeit und den Gute-Laune-Pegel.

42. Während einer intensiven Fastenphase von 3–4 Wochen kommt es zur Regeneration und Reinigung des Darms. Und infolge auch zu einer Erholung aller Körperzellen. Zugleich wird die Tätigkeit der Leber als wichtigstes Entgiftungsorgan des Körpers angeregt. Das fördert den Aufbau einer gesunden Darmflora, die eine ganz zentrale Rolle in unserem Organismus spielt.
43. Der Geist besiegt den Körper... ein erhabenes Gefühl!
44. Ein Jahr beginnt perfekt, wenn man etwas beendet, was man sich fest vorgenommen hat, z.B. die Breuss-Kur!
45. Der Fastende muss 14 Tage mal keine „Winde" lassen.
46. Man gewinnt echte Lebenszeit – kein Einkaufen, kein aufwändiges Kochen, Abspülen, etc.
47. Man nimmt sich bewusst eine Auszeit im Alltag – trotz täglichem Arbeiten. Mit der „Außenwelt" empfiehlt es sich so zu kommunizieren, als wäre man auf Geschäftsreise, einfach nicht da. Somit hat man 10–14 Tage Zeit, abends ein gutes Buch zu lesen, früh ins Bett zu gehen. All das, wonach es einen bei der Breuss-Kur gelüstet, ohne Verpflichtungen nach Außen, ganz im Innen bleiben, sich reduzieren.
48. Der Kopf wird sehr klar nach ca. 5 Tagen, man wird sehr produktiv, sehr kreativ. Deshalb macht es keinen Sinn, die Kur zu kurz zu planen. Minimum sind 10 Tage Vollfasten und 4–5 Aufbautage. Ansonsten bringt man sich selber um das „Fastenhigh" – wenn die Endorphine arbeiten...
49. Heilfasten ist darüber hinaus die ideale Gelegenheit zu einer generellen Ernährungsumstellung. Eine ausgewogene, vollwertige Ernährung ist die beste Garantie dafür, den frisch entschlackten und entgifteten Körper nicht erneut mit Schadstoffen zu belasten.
50. Vor allem beinhaltet der spürbare Verzicht auch wichtige psychologische Komponenten: Fastende sprechen oft von einem „tiefen Einschnitt", einem Bewusstseinswandel, der eine nachhaltige Umstellung des Lebensstils erleichtert. Fachleute nennen so etwas Selbstwirksamkeit, Stressreduktion, Bruch von Gewohnheiten.

Sie sehen – 50 gute Gründe, es doch zu tun!

Was bleibt nach einer Fastenkur, ist das Hochgefühl, eine Herausforderung gemeistert zu haben. Und die Erinnerung an diese Empfindung, wenn der Körper in seiner klaren Sprache sagt, was ihm guttut.

Wesentlich für den gesundheitlichen Effekt des Fastens sind die Vorbereitungstage: leichte Pflanzenkost, kein Kaffee, kein Alkohol, kein Nikotin und nicht mehr als 800 Kilokalorien, die Darmentleerung und auch das Fastenbrechen mit einem vorsichtigen Kostaufbau bis hin zur neu definierten Normalkost (Kapitel 8 und 13).

Na, sind Sie überzeugt, es mal auszuprobieren – das Breuss Fasten?

Und noch ein Grund – einfach Genial, dieses Breuss-Fasten

Wenn man mit ein und derselben Kur, mit genau denselben Anwendungen, sehr unterschiedliche Ziele verfolgen und erreichen kann, so muss man dem österreichischen Naturheiler Rudolf Breuss für seine Form des Fastens, für seine „Saftkur", wirklich höchstes Lob zollen. Hat er doch in seinem langen Leben durch vielerlei Experimente und mannigfaltige Erfahrungen mit der Zeit eine sehr wirksame Kur entwickelt.

Mit derselben Rezeptur

- macht die kerngesunde Mittvierzigerin ihre jährliche **Frühjahrskur**, um danach fit, vital und gut aussehend in den Sommer zu gehen,
- reduziert der übergewichtige Familienvater sein **Gewicht** innerhalb von vier bis sechs Wochen um stolze 15 bis 20 Kilo,
- **regeneriert** die gestresste Managerin **ihren gesamten Körper** innerhalb von nur drei Wochen und ist dann wieder „fit wie ein Turnschuh",
- hilft der Hausmann mit **Gelenkleiden** seinen Gelenken mit einer vierwöchigen Badekur in heimischen Gefilden,
- verbessert die mit ihrer Gesundheit nicht so ganz zufriedene Angestellte sowohl ihre körperliche Konstitution als auch ihre **Blutwerte**, die ihr in letzter Zeit Sorgen bereiten,
- macht der besorgte Weinbauer, in dessen Familie es schon seit drei Generationen immer wieder Fälle von Prostatakrebs gibt, **prophylaktisch** die Kur, um dem Krebs vorzubeugen.
- nimmt der **Krebspatient** den Kampf gegen seine schlimme Krankheit auf, um diese gegebenenfalls auch ohne Operation, Bestrahlung und **vor allem ohne Chemotherapie** zu überwinden.

Die Unterschiede

Die Unterschiede: Die Zeitdauer der jeweiligen Kur und der eine oder andere Tee, der zusätzlich zu trinken ist, sowie die Kräuterzusätze bei der Badekur.

Die von Breuss zusammengestellten Tees, der Gemüsesaft, die Zwiebelsuppenbrühe und die Weißdorntropfen versorgen den Körper mit allem Nötigen, sodass problemlos 42 Tage durchgehalten werden können.

Von „Durchhalten" kann – und sollte – man hier eigentlich nicht sprechen, denn man hat während der Kur in aller Regel weder Hunger noch Durst. Es wird also bei der Breuss-Kur nicht gelitten. In vielen Fällen sorgen sogar Glückshormone für unerwartete Vitalität und unbändigen Schaffensdrang.

Weil man bei der Breuss-Kur, egal zu welchem Zweck man sie durchführt, dieselben Tees und Säfte zu sich nimmt, laufen dieselben Prozesse im Menschen ab, und trotzdem: bei dem Einen wird in sechs Wochen der Krebs besiegt, bei dem Anderen purzeln in drei Wochen die Pfunde, beim Dritten wird innerhalb von vier Wochen das Blut verbessert, beim Vierten lassen nach sechs Wochen die Gelenkschmerzen nach und der Fünfte hat mit derselben Kur in drei Wochen ein Reset des ganzen Körpers durchgeführt, den Körper ganz neu eingestellt.

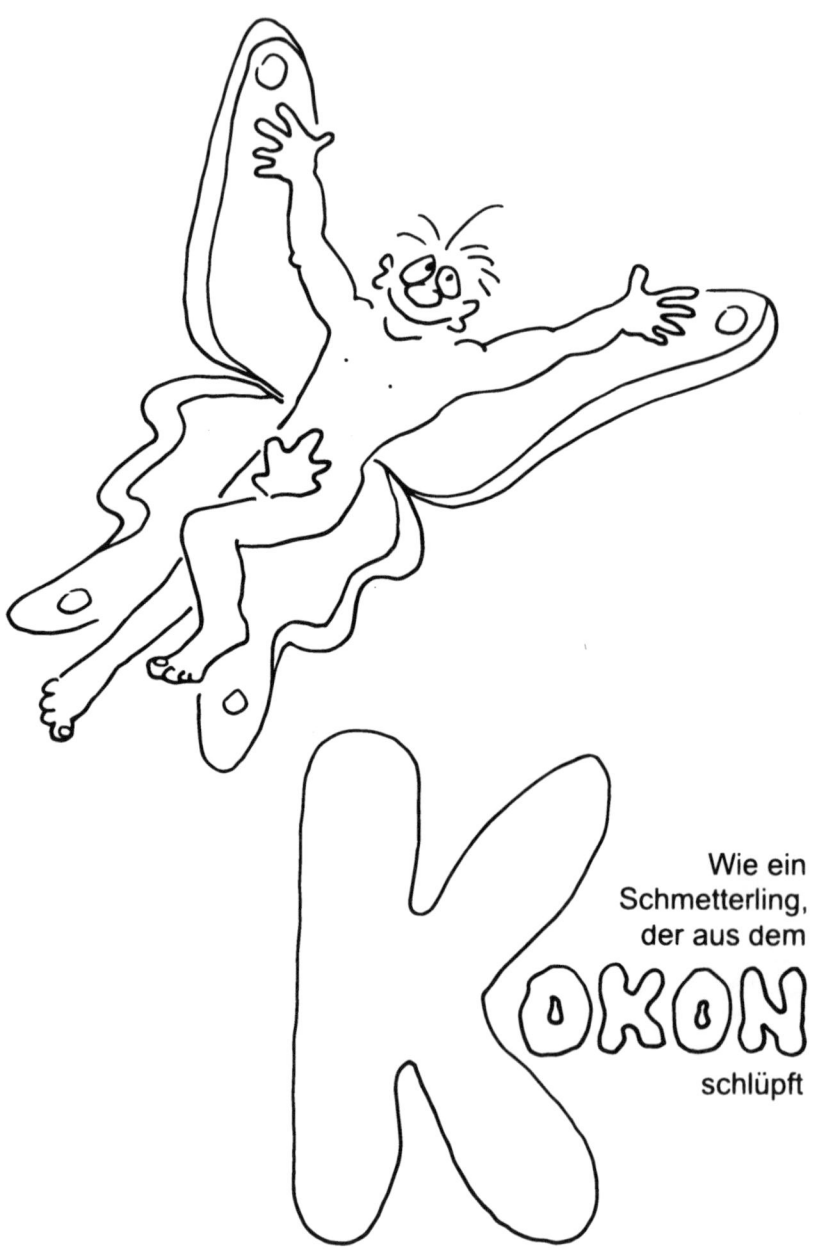

Wie ein Schmetterling, der aus dem **KOKON** schlüpft

Francoise Wilhelmi de Toledo Direktorin und wissenschaftliche Leiterin der Buchinger Fastenklinik

Kapitel 1
Über das Fasten

Verantwortlich ist man nicht nur für das,
was man tut, sondern auch für das,
was man nicht tut.

Laotse, legendärer chinesischer Philosoph, der im 6. Jahrhundert v. Chr. gelebt haben soll

Fasten? Was will uns dieser Begriff sagen? Das Wort Fasten kommt vom gotischen fastan = (fest)halten, beobachten, bewachen; bzw. althochdt.: fasten = fest (an den Geboten der Enthaltsamkeit festhalten). Im Englischen hat sich dieser Wortsinn z.B. im fasten seat belts bis heute erhalten.

Ein Blick in die Geschichte des Fastens
Fasten hat eine Jahrtausend alte Tradition. Sein ursprünglicher Sinn lag in der Reinigung der Seele, der Buße für begangene Sünden und im Kräftesammeln. Bis heute gibt es in nahezu jeder Weltreligion Zeiten der Enthaltung, so auch im Christentum. In der Geschichte begegnet uns der Verzicht auf Nahrung immer wieder. So war das Fasten in der Antike nicht nur Teil der körperlichen Ertüchtigung, sondern auch eine übliche Methode, sich innerlich zu sammeln. Es ist überliefert, dass der griechische Gelehrte Pythagoras seine Schüler 40 Tage lang fasten ließ, damit ihr Verstand geschärft wurde. Ob Buddha, Mohammed oder Moses: Alle mussten erst eine Phase der Enthaltsamkeit und des Verzichts durchmachen, bis sie ihre großen Erkenntnisse und Einsichten gewannen. Daher spielt das Fasten in den Weltreligionen eine entscheidende Rolle, insbesondere um geistige Klarheit und Einsicht zu erhalten. Auch die Wurzeln des Heilfastens in der Medizin reichen bis in die Antike zurück. Der griechische Arzt Hippokrates, der vier Jahrhunderte vor Christus praktizierte, empfahl das Weglassen von Nahrung, um – wie er sagte – den „inneren Arzt wirken zu lassen". Im Mittelalter verordnete die Klosterfrau Hildegard von Bingen Fastenkuren zum Beispiel bei Bequemlichkeit und Schlemmerei.

Schon in der Geschichte gab es gute Gründe für das Fasten
Allgemein soll das Fasten mittels reduzierter Nahrungsaufnahme mehreren Zwecken dienen:

- der religiösen Praxis (Fastenzeit und Ramadan),
- dem Gewinn an seelischer Harmonie und an Demut, der Förderung der Wahrnehmung und der eigenen Aufmerksamkeit,
- der Erhöhung der Willenskraft und Vorbereitung auf spezielle Herausforderungen,
- der Trauer über einen Todesfall oder sonstigen Verlust,
- dem Zuwachs an psychischer und sozialer Kontrolle bzw. Macht (z.B. Mahatma Gandhi),
- und (bei gezielter Methodik) auch dem Abnehmen, bzw. der Kontrolle des Körpergewichts.

Die religionsgeschichtliche Definition von Fasten ist das Nüchternsein, in dem aus religiösen oder kultischen Motiven bewusst und freiwillig auf sonst übliche feste (teilweise auch flüssige) Nahrung verzichtet wird, oder deren Verzehr gezügelt wird. Jedes Fasten ändert die Befindlichkeit, weshalb eine Fastenzeit auch der Vorbereitung auf religiöse Feste dienlich ist. Wird nur eine bestimmte Art der Nahrung – beispielsweise Fleisch – oder ein Suchtmittel weggelassen oder eingeschränkt, spricht man von Enthaltung oder Abstinenz.

Formen des Fastens

Viele lehnen Fasten ab, da sie es nur mit Hunger und Leid verbinden. Leider sind auch viele Ärzte, meist aus zu geringer Aufgeschlossenheit, gegen das medizinisch so sinnvolle Fasten.

Grundsätzlich gibt es verschiedene Formen des Fastens.

- Beim **totalen Fasten** sind nur Wasser und Tee erlaubt, davon aber reichlich.
- Das **Saftfasten** lässt geringe Mengen an Obst- und Gemüsesäften zu, um den täglichen Vitaminhaushalt zu sichern.
- Das **klassische Heilfasten** nach dem Arzt Otto Buchinger ist, verkürzt gesagt, eine kalorienarme Trinkdiät.
- Beim **Molkefasten** werden ein Liter Molke, ungezuckerte Tees und Wasser über den Tag verteilt getrunken.
- Beim **Basenfasten** kann man sich weiterhin richtig satt essen. Saure Nahrungsmittel sind verboten, basische erlaubt.
- Beim **Früchtefasten** wirken Obst und Gemüsee für eine dem Heilfasten vergleichbare Wirkung.
- Beim Breuss-Fasten werden im Wesentlichen verschiedene Tees und ein spezieller Gemüsesaft getrunken.

Eines haben alle Fastenkuren gemein: Alkohol, Süßigkeiten, Zigaretten oder Kaffee sind tabu. Sie belasten den Körper nur unnötig und stören den Regenerationsprozess.

Bekannte Arten des Heilfastens

Besonders Heilpraktiker fühlen sich dem Grundsatz des Selbstheilungsprinzips, wie es Hippokrates und der heilige Ambrosius vertreten, bis in die heutige Zeit verpflichtet. Seitdem wurden die unterschiedlichsten Methoden entwickelt, nach denen eine Fastenkur durchgeführt werden kann:

- Das **Buchinger-Heilfasten** (benannt nach Dr. med. Otto Buchinger, deutschem Arzt, 1878–1966) ist eine kalorienarme Trinkdiät, bei der zeitlich begrenzt (eine bis vier Wochen) auf feste Nahrung und Genussmittel verzichtet wird. Durch diese klassische Heilmethode können chronische und akute Krankheiten an ihren Wurzeln bekämpft und fast immer gelindert oder sogar völlig geheilt werden.

- Beim **Fasten nach Mayr** (benannt nach Dr. med. Franz Xaver Mayr, österreichischem Arzt, 1875–1965) wird dem Körper mit Gemüsebrühe und Säften eine geringe Menge Kalorien, Vitamine und Mineralien zugeführt. Das verringert die Belastung für den Stoffwechsel. Hinzu kommen Einläufe, die der Darmreinigung dienen sollen.

- Beim **Saftfasten** werden über einen begrenzten Zeitraum ausschließlich Frucht- und Gemüsesäfte sowie Tees und Wasser getrunken. In Kombination mit Fitness-Übungen soll eine Verbesserung des persönlichen Gesundheitszustandes erzielt werden.

- **Früchte-Fasten:** Früchte (Obst und Gemüse) wirken mit ihrer Fülle an Vitaminen und Mineralstoffen wohltuend auf den menschlichen Körper. Nach einer bestimmten Methode werden die Früchte verzehrt und haben so eine dem Heilfasten vergleichbare Wirkung.

- Beim **eiweißergänzten (modifizierten) Fasten** wird täglich ein Quantum Buttermilch oder ein spezielles Eiweißkonzentrat (Ulmer Trunk) verzehrt. Dies soll große Eiweißverluste des Körpers verhindern und ihn veranlassen, mehr Fett als Eiweiß abzubauen.

- Bei der **Molke-Kur** wird auf die Aufnahme fester Nahrung verzichtet. Man nimmt über den Tag verteilt 1 Liter Molke zu sich (soll den Eiweißverlust des Körpers reduzieren), ferner 0,5 Liter Obstsaft (Vitamine, Mineralien, Kalorien) und 3 Liter stilles Wasser. Zusätzlich wird jeden Morgen ein Glas (0,2 Liter) Sauerkraut- oder Pflaumensaft getrunken. Dies soll den Darm reinigen.

- Beim **Basenfasten** kann man sich weiterhin richtig satt essen. Jedoch gibt es einen festen Plan, welche Nahrungsmittel man zu sich nehmen darf und welche nicht. Saure Lebensmittel wie Fleisch oder Milchprodukte sind zu meiden und stattdessen ausschließlich basische Lebensmittel wie Obst oder Gemüse zu sich zu nehmen.

- Beim **Teefasten** wird auf feste Nahrung verzichtet, aber auch auf das Trinken von Säften. Man trinkt ausschließlich Tee und (kohlensäurearmes oder -freies) Wasser. Diese extremere Form des Fastens wird von Ärzten und einschlägigen Büchern nur vollkommen gesunden Menschen erlaubt bzw. empfohlen.

- Beim **Heilfasten nach Rudolf Breuss** wird auf die Aufnahme fester Nahrung verzichtet. Man nimmt im Wesentlichen verschiedene spezielle Tees und einen bestimmten Gemüsesaft zu sich. Das Heilfasten dauert bis zu sechs Wochen und dient sowohl der Regeneration des gesamten Körpers als auch der Heilung verschiedenen Krankheiten. Wir werden dazu später mehr erfahren.

Kapitel 2
Ihm verdanken wir das geniale Fasten

Wenn der Körper sich von innen ernährt,
dann reinigt er sich selbst.

Dr. med. Otto Buchinger, deutscher Arzt, der das Heilfasten begründete

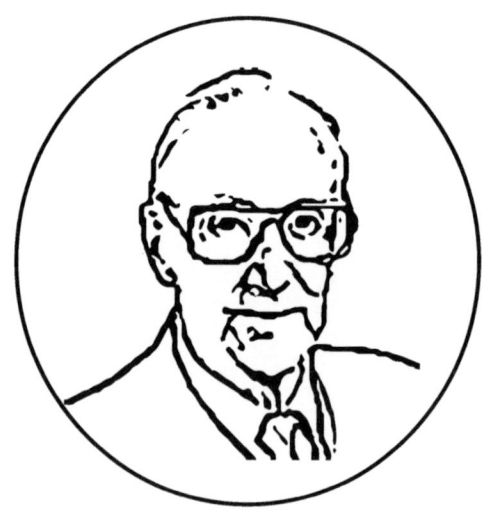

Rudolf Breuss – Naturheiler und Mensch

Rudolf Breuss (1899–1990) aus Bludenz in Österreich war vierzig Jahre seines Lebens als Elektrotechniker tätig. Seine angeschlagene Gesundheit, die noch von seinem Einsatz im Ersten Weltkrieg, in Südtirol, herrührte, vereitelte 1924 seine Auswanderungspläne nach Übersee, vertiefte jedoch sein Interesse an der Naturheilkunde. Das ursprüngliche Fundament dazu waren für ihn die Lehren des Pfarrers Kneipp, die er an seinem eigenen Körper immer und immer wieder ausprobierte. Schließlich widmete er sich ganz der Naturheilkunde und praktizierte als Augendiagnostiker, als Heilpraktiker, als Naturheilkundiger, als Heiler und als Volksmedizin-Experte. Vor allem durch sein Standardwerk „Krebs, Leukämie und andere scheinbar unheilbare Krankheiten mit natürlichen Mitteln heilbar. Ratschläge zur Vorbeugung und Behandlung vieler Krankheiten", wurde er bekannt. Dieses Buch ist inzwischen weltweit über 1,5 Million Mal verkauft worden. In seinem gelben Büchlein lässt Breuss einen Mediziner, Dr. med. Fritz Becker, Internist, Arzt für Naturheilverfahren, aus dem deutschen Berchtesgaden, zu Wort kommen, der über Breuss und das Breuss-Fasten schreibt:

„Breuss befindet sich im 87. Lebensjahr, genau wie ich, und verfügt, soweit ich mich informiert habe, über eine große Erfahrung auf dem Sektor der Volksmedizin. Aus diesem Grunde ist er wohl auch auf die von ihm herausgestellte, neuartige Form der Fastenkur gekommen. Fasten, und das dürfte für mich eine feststehende Tatsache sein, ist und bleibt nun einmal die wertvollste Behandlungsart, Krankheiten zu überwinden." „Breuss war einer der wenigen Heilkundigen", so schreibt er weiter, „der dieser Kraft vertraute und die Fastenkur, wie sie von Dr. med Otto Buchinger, uns in den dreißiger Jahren gelehrt wurde, im weitgehendsten Sinne zu verbessern und sie unserer heutigen Zivilisation anzupassen versuchte. Wir begehen heute insofern einen Fehler, indem wir uns immer noch zu sehr an die seinerzeitigen Angaben von Buchinger und auch von Waerland (Red.: Are Waerland „Befreiung aus dem Hexenkessel der Krankheiten", Band I und II, Humata-Verlag, Bern, 1986) klammern, Säfte geben und die Kur nicht mit den entsprechenden Kräutern kombinieren."

Mindestens genauso bekannt wie durch seine Gemüsesaft- und Teekur wurde Breuss durch seine Bandscheibenmethoden. Sein „schmerzloses Einrichten der Wirbelsäule nach Rudolf Breuss" wird inzwischen von vielen Therapeuten angewandt und erfährt heute noch immer größere Bekanntheit, Beliebtheit und Verbreitung. Die Breuss-Massage, die durchaus auch als Wohlfühl-Massage bezeichnet werden kann, bietet sich geradezu an, der doch eher schmerzhaften Dorn-Therapie vorgeschaltet zu werden. Breuss sagt übrigens, dass er über 7.200 Patienten mit seiner Wirbelsäulen-Therapie von ihren Rückenleiden befreien konnte.

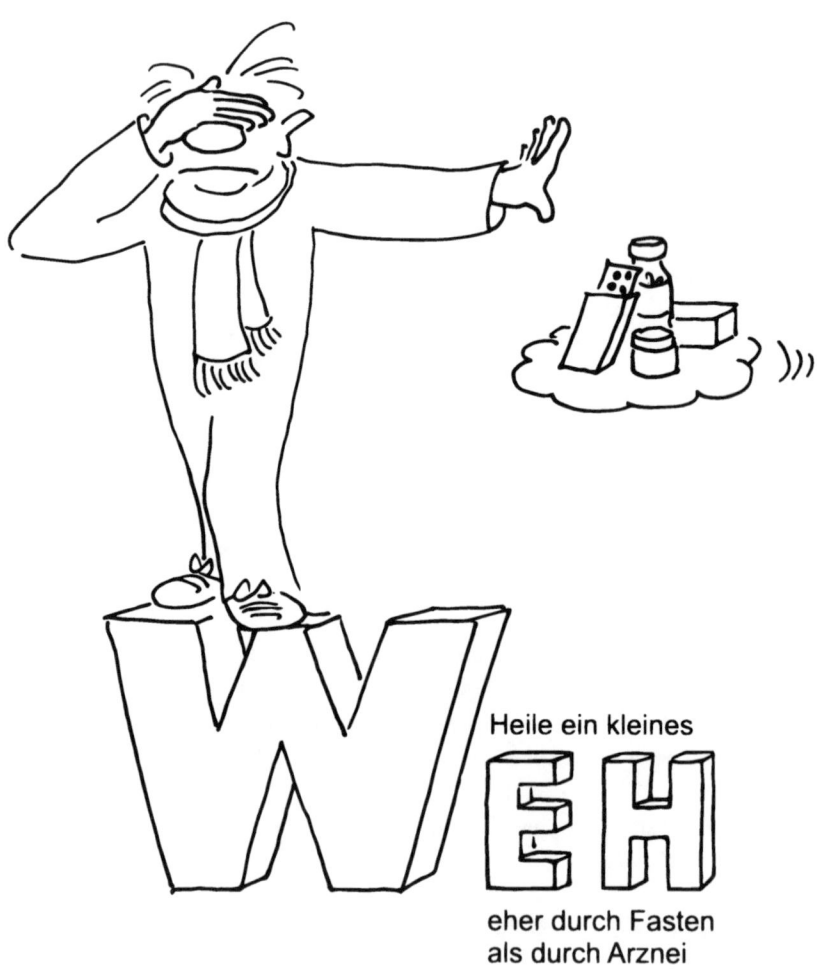

Hippokrates, berühmtester Arzt des Altertums (um 400 vor Christus)

Kapitel 3
Über das Heilfasten

Geschichtlicher Abriss

Den Begriff des „Heilfastens" prägte 1935 **Dr. med. Otto Buchinger** (1878 - 1966). Damit knüpfte er an die Urtradition des religiösen Fastens an. Unter „Heil" verstand er sowohl körperliche Gesundheit als auch psychisch-seelisches Gleichgewicht. So drückte er durch die Wahl des Wortes aus, dass das Fasten mehrere Dimensionen hat: eine leibliche, eine psychisch-seelische und auch eine soziale, insbesondere beim Fasten in der Gruppe. Dr. Buchinger konnte als 40-jähriger eine eigene akute Gelenkentzündung durch 19-tägiges Fasten heilen und einige Jahre später ein von der Schulmedizin als therapieresistent betrachtetes Gallenleiden. Angeregt durch diese positiven Erfahrungen nahm er das Heilfasten in seine ärztliche Arbeit mit auf.

Um die Jahrhundertwende zum 20. Jahrhundert entstand dann eine neue Bewegung, die das Fasten als freiwilliger und therapeutischer Nahrungsverzicht bewusst einsetzte. **Franz Xaver Mayr** aus Österreich und Otto Buchinger waren die führenden Fastenärzte im deutschsprachigen Raum. Sie entwickelten eigene Methoden und führten das stationäre Fasten in Sanatorien ein. Heutzutage ist das Fasten auch für Gesunde sehr aktuell. Diese fasten heute im Alltag, im Urlaub, zu Hause oder auch auf einer fernen Insel. Seit mehreren Jahren nimmt auch das religiöse Fasten wieder zu. In Kirchengemeinden bilden sich freiwillige Fasten-Gruppen, besonders in der vorösterlichen Zeit. Im Laufe der Zeit hatte ja das religiöse Fasten vor Ostern mehr und mehr an Bedeutung verloren, zumal die Menschen früher oft auch zwangsweise fasten mussten.

Heilendes Fasten

Heilfasten bedeutet die freiwillige Enthaltung von jeglicher Nahrung zu Heilzwecken, wobei der Organismus von den eigenen Reserven lebt. Die landläufige Annahme, man müsse beim Fasten hungern, ist ein Irrtum, weil Fasten nichts mit Hungern zu tun hat.

Merke:
Wer hungert, der fastet nicht.

Der Körper stellt sich beim Fasten von der äußeren auf die innere Ernährung um. Er befreit sich während einer Heilfastenkur von allem, was ihm schadet. Giftstoffe und Schlacken werden beim Heilfasten ausgeschieden. Man könnte also auch sagen, dass das Heilfasten den eigenen inneren Arzt auf den Plan ruft, oder Stauungen und Blockaden auf allen Ebenen löst.

Wer darf fasten und wer darf es nicht?
Vitale, gesunde Menschen zwischen 15 und 85 Jahren können in der Regel ohne Bedenken eine Fasten-Kur in Eigenregie zu Hause durchführen. Allerdings ist es ratsam, vor dem langen Fasten mit einem dafür ausgebildetem Fasten-Arzt zu sprechen, um zu klären, ob eine solche lange Kur für Einen das Richtige ist.

Sollte man sich jedoch entscheiden, entgegen dieser gut gemeinten Ratschläge, die Kur ohne einen Fasten-Arzt zu machen, dann ist es trotz allem wichtig, dass man sich vor dem ersten Fasten intensiv mit dem Thema auseinandersetzt, um seinem Körper auch wirklich mit dem Fasten etwas Gutes zu tun. Es gibt beim Fasten eine ganze Menge zu beachten! **Man sollte auf gar keinen Fall einfach mal so drauf los fasten**, denn damit kann man sich unter Umständen sogar einen gesundheitlichen Schaden zufügen.

Sollten bereits gefährlichere Erkrankungen vorliegen, wie Herz-Kreislauf-Probleme, Bluthochdruck, Herz-Gefäß-Erkrankungen, etc. ist es in jedem Falle ratsam, zunächst mit seinem Hausarzt oder Heiltherapeuten eine für sich geeignete Form des Fastens zu besprechen. Hier ist es vermutlich sogar wirklich besser, wenn man seine Fastenkur in einer dafür speziell ausgerichteten Fasten-Klinik (Anlage) durchführt. Nicht fasten sollten Schwangere und stillende Frauen, Menschen mit Blutungsneigung, Kinder unter 15 Jahren, Menschen mit Schilddrüsenüberfunktion, Menschen mit Durchblutungsstörungen des Gehirns und Typ-1-Diabetiker.

Menschen mit psychischen Krankheiten sollten ihren Arzt befragen, bevor sie fasten. Ein normalgewichtiger Mensch (170 cm / 70 kg) hat theoretisch Reserven für 40 Tage ohne Nahrungszufuhr. Bei Übergewichtigen (z.B. 170 cm / 90 kg) reichen sie für rund 100 Tage.

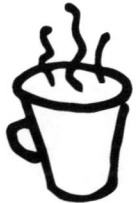

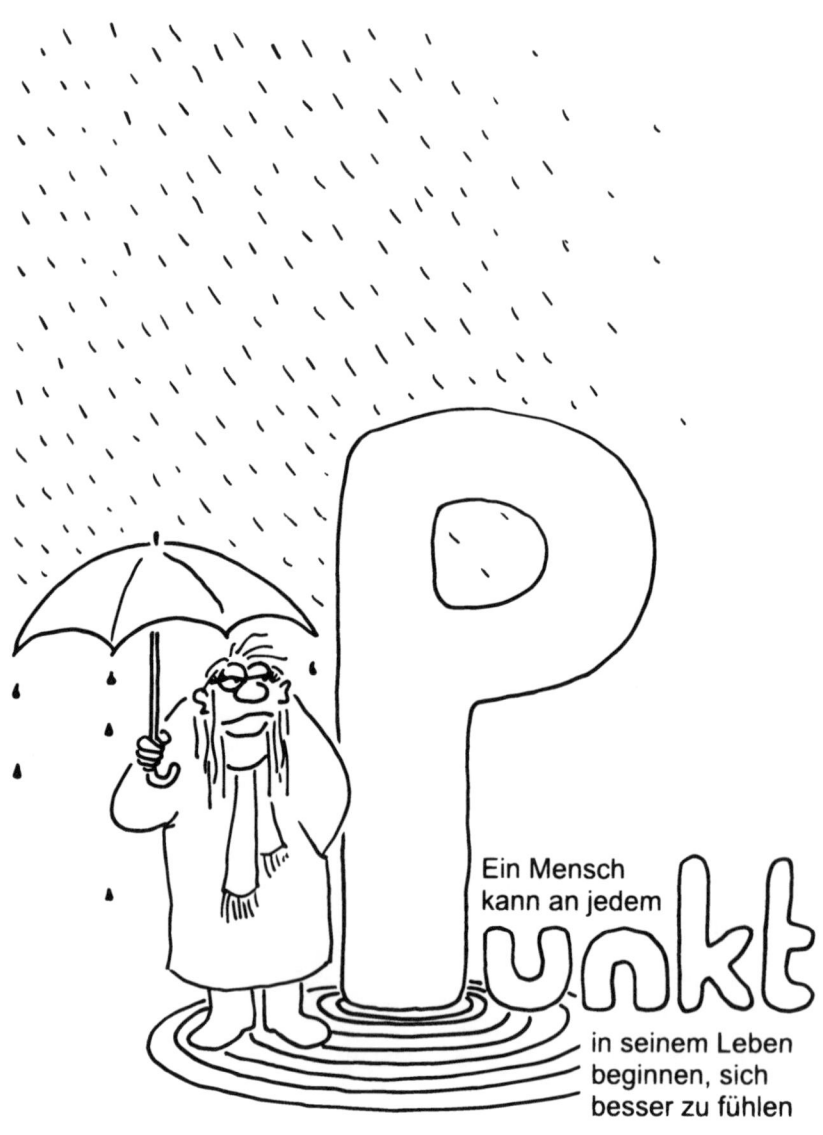

Ein Mensch kann an jedem Punkt in seinem Leben beginnen, sich besser zu fühlen

Virginia Satir, Pionierin der Familientherapie

Kapitel 4
Mehr als nur Heilfasten

Grundzüge des Breuss-Fastens
Beim Breuss-Fasten darf man nichts essen, sondern nur

- bestimmte Gemüsesäfte trinken,
- bestimmte Tees trinken,
- eine ganz spezielle „Mittagsmahlzeit" zu sich nehmen,
- zur Stärkung des Herzens Weißdorntropfen einnehmen.

Den Gemüsesaft kann man selber pressen, wenn man die Zutaten Rote Bete, Sellerie, Rettich, Möhren und Kartoffeln als Bio-Ware kaufen kann. Wenn man kein biologisch angebautes Gemüse bekommt, greift man auf die biologische „Breuss-Gemüsesaft-Mischung" zurück (Hersteller im Kapitel 14, Einkaufen für die Breuss-Kur). Obwohl die Breuss-Kur bisweilen auch „Saftkur" genannt wird, besteht sie aus den unverzichtbaren Komponenten Gemüsesaft, den dazugehörenden Tees, Zwiebelsuppen-/Bohnenschalenbrühe und Weißdorntropfen. Mehr nicht.

Wie ein normaler Kurtag abläuft...
Vorbemerkung: Ob man die Tees und auch den Gemüsesaft am frühen Morgen oder bereits am Abend vorher bereitet, ist eine Frage der verfügbaren Zeit und an denjenigen, der diese Tätigkeit verrichtet. Es muss ja nicht der Fastende selber sein. Nach meiner Meinung sollte er es aber sein, damit er die Kur echt „miterlebt". Es lenkt ab und hilft, sich den Tag für seine eigenen Bedürfnisse zurechtzulegen.

In der Früh'
- Zuerst, auf nüchternen Magen, eine halbe Tasse Nierentee langsam kalt trinken.
- Zur Unterstützung der Herztätigkeit 20 bis 40 Weißdorntropfen einnehmen.
- Jetzt ist es an der Zeit, diejenigen Tees zuzubereiten, die nachher warm getrunken werden sollen.
- 30 bis 60 Minuten später 1 bis 2 Tassen warmen Salbeitee mit Johanniskraut, Pfefferminze und Melisse trinken.
- Und jetzt ist es auch Zeit, den Gemüsesaft zu pressen.
- Wieder nach 30 bis 60 Minuten ein kleines Schlückchen Gemüsesaft nehmen und nicht gleich schlucken sondern gut einspeicheln!
- Nach etwa 15 bis 30 Minuten wieder ein kleines Schlückchen Gemüsesaft nehmen, je nach Hungergefühl.

Am Vormittag
- braucht man ungefähr 10–15 Mal Gemüsesaft. Den Saft nur dann trinken, wenn man das Verlangen danach hat.
- Aber denken Sie daran: das ist Ihre Nahrung! Deshalb mindestens 1/16 Liter, das ist eine halbe, normale Kaffeetasse, und maximal 1/4 Liter am Vormittag trinken.
- Dazwischen wieder Salbeitee trinken, der dann auch kalt getrunken werden kann, und man trinkt so viel man will.
- Bitte achten Sie darauf: Alle Tees während der Kur stets ohne Zucker!

Zwischen Früh' und Mittag
- sind 4 bis 5 Stunden, in denen man auch arbeiten kann.

Mittags
- wieder eine halbe Tasse Nierentee langsam kalt trinken.
- Das „Mittagessen" sind 1 bis 2 Teller Zwiebelsuppenbrühe oder, falls der Fastende ein Leber- oder Gallenleiden haben sollte, alternativ 1 bis 2 Teller Bohnenschalenbrühe.

Nachmittags
- braucht man dann öfters ein kleines Schlückchen Gemüsesaft. Bis zu 1/2 Liter Saft darf man am Tag trinken.

Zwischen Mittag und Abend
- sind es wieder 4 bis 5 Stunden, in denen man theoretisch auch arbeiten gehen könnte, oder zur Arbeit gehen muss!

Abends
- vor dem Schlafengehen nochmals 1/2 Tasse Nierentee langsam kalt trinken (nur in den ersten 3 Wochen der Kur).
- Zweckmäßigerweise bereitet man am Abend zumindest den Nierentee für den folgenden Tag, weil er ja morgens kalt getrunken werden soll.

Über den Tag hinweg
- trinkt man zusätzlich eine Tasse Storchenschnabelkrauttee, schluckweise kalt, und eine Tasse Ringelblumentee, wahlweise warm oder kalt. Man nimmt immer wieder mal ein Schlückchen, wenn man in der Küche oder am „Ess- bzw. Trinkplatz" vorbei kommt.
- und von der speziellen Tee-Mischung trinkt man mindestens eine Tasse, kann aber so viel trinken wie man will.

Wird aus Krankheitsgründen gefastet, so beachten Sie bitte Kapitel 5.

Die Wirkungsweise des Breuss-Fastens
Beim Breuss-Fasten wird dem Körper Eiweiß entzogen. Weil der Körper aber Eiweiß braucht, nage – so Breuss wörtlich – das eiweißhungrige Blut im Körper an allem Überflüssigen: an Wucherungen, an Fett, an Schlackesammlungen, an Geschwülsten. Man nennt das Breuss-Fasten deshalb auch eine Operation ohne Messer.

Bei der Frühjahrskur, bei der Gewichtsreduzierung, bei der Regenerationskur und ganz speziell beim therapeutischen Heilfasten macht man sich dieses Geschehen zu Nutze: der Körper reinigt sich selbst, scheidet Gifte aus und beseitigt Schlacken und sonstiges, was ihn unnötig belastet.

Meine Erfahrungen an Hunderten von Fastenkuren haben mir immer wieder bewiesen, dass es nichts Tiefgreifenderes und Heilenderes gibt, als die freiwillige Enthaltung der Nahrung und das Wirkenlassen der inneren Heilkraft, die jeder Mensch in sich hat.

Dr. med. Fritz Becker, Internist, Arzt für Naturheilverfahren, Berchtesgaden, im Alter von 87 Jahren über die Breuss-Kur.

Wie lange wird gefastet?
Dies ist sehr unterschiedlich, je nach Zielrichtung und gewünschtem Ergebnis. Meine Empfehlung hierzu lautet, auch in Abstimmung mit den Vorgaben des Rudolf Breuss:

- die traditionelle Frühjahrskur dauert zwischen einer und drei Wochen, es ist aber nichts dagegen einzuwenden, die Kur auch länger durchzuführen,
- für die Kur zur Regeneration des ganzen Körpers setzt man drei bis vier Wochen an, kann sie aber auch auf sechs Wochen verlängern.
- die Abmagerungskur macht man – je nach Höhe des gewünschten Gewichtsverlustes – am besten zwischen drei und sechs Wochen,
- für das Heilfasten zur Blutverbesserung und auch bei Gelenkleiden setzt man gleichfalls bei drei bis sechs Wochen an (eher mehr als weniger) und
- bei schweren Krankheiten sind für den Erfolg des Fastens exakt 42 Tage vonnöten.

Selbstverständlich – und das liegt in der Natur der Sache – schlägt man bei einer länger dauernden Kur mehrere Fliegen (sprich: Ziele der Kur) mit einer Klappe. Man macht also beispielsweise mit einer vierwöchigen Regenerationskur, im Frühjahr durchgeführt, gleich auch noch eine Frühjahrskur, eine Abmagerungskur, und auch noch das Heilfasten zur Blutverbesserung und gegen Gelenkleiden mit.

Wahrhaft genial! Und bei sechs Wochen hat man sogar alle Ziele mit einem Mal erreicht.

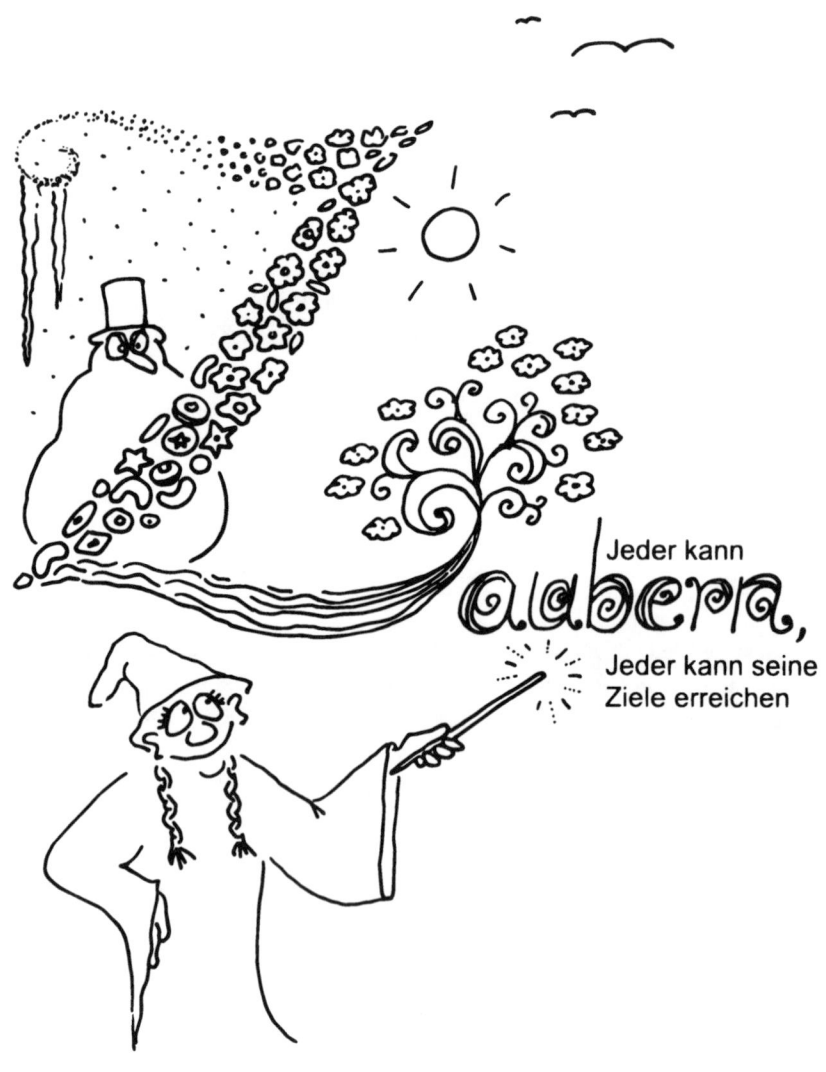

Hermann Hesse, Siddhartha

Kapitel 5
Die Breuss-Fasten-Kuren

Jeder kann zaubern, Jeder kann seine Ziele erreichen,
wenn er denken kann, wenn er warten kann,
wenn er fasten kann.
Hermann Hesse, Siddhartha

1. Frühjahrskur

Wenn nach dem kalten Winter die Natur wieder erwacht, fühlen auch Sie Ihre Energien wieder wachsen... Und wenn dem nicht so ist? Wenn Sie über den Winter „aus der Form geraten" sind? Wie bringen Sie sich dann wieder in Form? Machen Sie doch eine Kur für Körper, Geist und Seele! Machen Sie ganz einfach die Breuss-Kur – als Frühjahrskur!

Stecken Sie sich Ziele
Wie wäre es, wenn
- Sie nach dem Motto „Weg mit dem Winterspeck" nach dem Fasten einige Kilos weniger Gewicht hätten?
- das Fasten eine „Kur für die Seele" wäre, besinnlich und anregend, erholsam und aufbauend?
- Sie mit der „Kosmetik von Innen" durch das Fasten eine glatte, schöne Haut bekommen würden?
- das Fasten Sie belebt? Ihnen neue Energie bringt? Sie entschlackt und Ihre Figur strafft?
- Sie das Fasten wieder ins seelische Gleichgewicht bringt?
- sich das eine oder andere kleine Wehwehchen mit dem Ende des Fastens auch gleich mit verabschiedet hat?

Die Breuss-Kur hilft Ihnen, Ihre gesteckten Ziele zu erreichen.

Fixieren Sie Dauer und Zeitpunkt
Nachdem Sie sich entschlossen haben, eine Frühjahrskur zu machen, bleibt nur noch, den richtigen Zeitpunkt für den Beginn zu wählen. Gehen Sie dabei von diesen Werten aus:

- Dauer der Kur: 8 bis 14 Tage
- Zeitpunkt: Legen Sie die Kur so, dass möglichst keine größeren Familienfeiern und sonstige Festivitäten stattfinden, an denen Sie teilnehmen möchten oder sollten. Sie dürfen und wollen ja nichts essen. Es sollten auch keine Reisen anstehen, mit den Tees und dem Gemüsesaft tun Sie sich nur unnütz schwer. Arbeiten sowohl im Haus als auch außerhalb des Hauses, natürlich auch an Ihrer Arbeitstelle, können Sie problemlos. Hilfen dazu im Kapitel 7.

Werden Sie Aktiv!
Während des Fastens ist es ganz wichtig, sich viel an frischer Luft zu bewegen. Rudolf Breuss sagt dazu kurz und bündig „Viel Bewegung an frischer Luft!" Darunter versteht Breuss eine sportliche Betätigung, nicht nur Spazieren gehen. Ins Schwitzen darf man ruhig kommen! Schauen Sie zu diesem Thema auch ins Kapitel 7, „Raus an die frische Luft!"

Verwöhnen Sie Sich!

Das Fasten ist der Friede des Körpers.
Petrus Chrysologus, 380-450, Erzbischof von Ravenna

Wie wäre es mit
- zwei, drei Wohlfühlmassagen (fragen Sie doch den Masseur oder die Masseurin nach der Dorn-Breuss-Massage) während des Fastens?
- ausgedehnten Wanderungen am Wochenende?
- einem Ausflug in die nähere oder weitere Umgebung?
- wohligen Kleopatra-Vollbädern (richtig gemacht ist das Wellness pur!) statt nur kurz zu duschen?
- einem schicken neuen Teil aus der Frühjahrskollektion?

Erfahrungen mit der Breuss-Frühjahrskur

Nie ein Hungergefühl und voller Tatendrang!
Barbara R., Business Cartoons aus Wien, berichtet über ihre erste Frühjahrskur nach Rudolf Breuss: „Der Fastenbeginn war schwierig für mich, ich hatte Kopfschmerzen, morgens keine Energie, ebenso speziell morgens niedrigen Blutdruck und einen sehr schlechten Kreislauf.

Das Fasten an sich fiel mir leicht. Ich hatte nie ein Hungergefühl und war voller Tatendrang. Nach den 14 Tagen fühlte ich mich ausgesprochen leicht, beschwingt, entschlackt und einfach wohl. Für mich war die Zeit verbunden mit „Ballast abwerfen", mit der Erfahrung, mich zu fokussieren, loszulassen, frei zu sein, aber auch, mich zu überwinden und mich selber zu disziplinieren. Die Aufbautage waren am schwierigsten für mich.

Während der Breuss-Kur bin ich wie immer Rad gefahren, habe Nordic-Walking gemacht, habe versucht, möglichst jeden Tag eine halbe bis ganze Stunde draußen zu sein. Wenn das Wetter schlecht war, war dies schwieriger umzusetzen. Die Haut sieht frisch und gesund aus, ich habe Kraft getankt, und meine Lebensqualität ist gestiegen. Dass ich darüber hinaus auch noch 5 kg abgenommen haben, finde ich ganz toll und möchte das neue Gewicht zumindest bis in den Sommer hinein halten. Während der Kur habe ich ein ganz neues Gefühl für meinen Körper bekommen und ein neues Bewusstsein für Nahrung."Was will man mehr von einer Frühjahrskur? Der Sommer kann kommen.

Tolle Haut durch das Fasten.
Claudia W., Unternehmensberaterin aus Hamburg macht immer wieder mal eine Fastenkur. Sie fastet nicht um abzunehmen, sondern um zu entschlacken und zur inneren Reinigung ihres Körpers. Sie bekommt dadurch immer wieder ein neues Bewusstsein für Nahrung, auch die Gewissheit eine Zeitlang auf Nahrung verzichten zu können. Sie erfreut sich an ihrer tollen Haut durch das Fasten.

„Es ist tatsächlich jedes Mal total anders. Manchmal leide ich wie ein Tier (Kopfweh, Magendrücken, Schwindel) und es geht gar nichts, manchmal habe ich Riesen-Energieschübe und bin 120% leistungsfähig. Manchmal habe ich richtig gute Laune, mal richtig schlechte.

Schwer fällt mir der Kaffee-Entzug (fange ich deshalb immer schon einige Tage vorher an) und das Weglassen von Obst. Außerdem kann ich diese Brühen nicht mehr sehen. Leicht fällt mir das Teilnehmen an den Mahlzeiten und das Kochen, ohne selbst zu essen. Außerdem kann ich meinen ganz normalen Alltag weiterleben mit Sport (2–3 Mal die Woche), Hobbies, Arbeiten, etc."

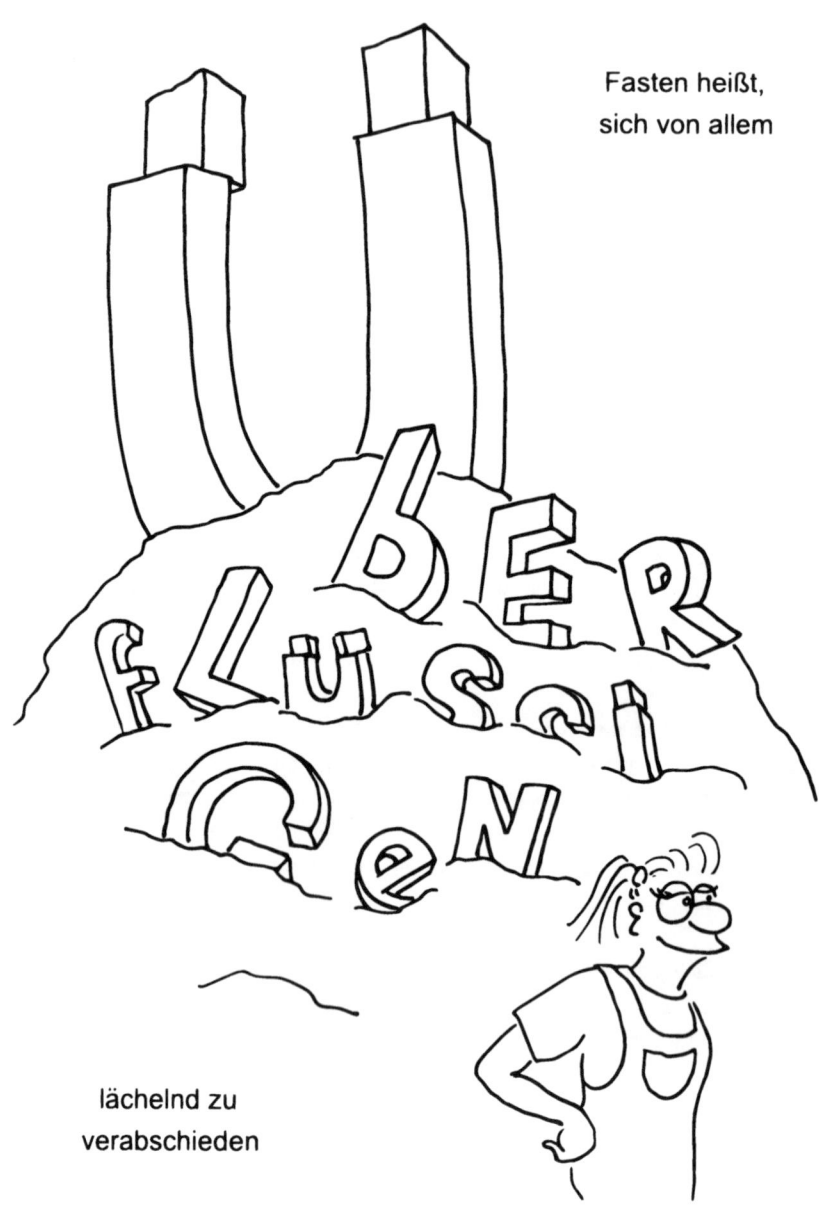

Fasten heißt, sich von allem überflüssigen lächelnd zu verabschieden

Athanasius, Bischof von Alexandrien (4.Jh. nach Christus)

2. Regenerationskur für den ganzen Körper

Haben Sie manchmal auch das Gefühl, dass es so nicht weitergehen kann? Zu viel Stress, Sie fühlen sich abgeschlagen. Zu wenig Energie, keine innere Balance, fehlende Zufriedenheit? Sie haben darüber hinaus auch noch ein paar Kilo zuviel? In diesem Moment treffen Sie Ihren Freund Michael, von dem Sie wissen, dass er derzeit fastet, und fragen ihn, warum er dies tue. Ihr Freund lacht: „Du fragst, warum ich faste? Weil ich spüre: das tut meinem Körper einfach gut. Und meinem Kopf auch. Ich fühle mich leicht und beschwingt. Und nehme ganz nebenbei ein bisschen ab. Tut mir echt gut". Sie könnten ja zum Arzt gehen und sich Tabletten verschreiben oder Spritzen geben lassen. Sie denken nach, Ihnen fällt ein, dass Fasten voll im Trend liegt, und Sie beschließen: „Was Michael kann, das kann ich auch!"

Gewinnen Sie Ihr Wohlbefinden zurück!
Wie wäre es, wenn
- Sie Ihren Körper wieder Mal so richtig auf „Null" zurückdrehen könnten? Das Fasten wirkt dann wie ein Reset für Ihren ganzen Körper. Vom Kopf bis zu den Füßen.

Die Breuss-Kur hilft Ihnen, die selbst gesteckten Ziele zu erreichen!

Wählen Sie die Dauer und den Zeitpunkt der Kur
Nachdem Sie sich für eine Regenerationskur entschieden haben, gilt es nun die Dauer und den richtigen Zeitpunkt für den Beginn zu wählen. Gehen Sie dabei von diesen Werten aus:
- Dauer der Kur: 3 bis 6 Wochen
- Zeitpunkt: Einschränkungen wie bei der Frühjahrskur, nur eben länger.

Raus an die frische Luft!
Gehen Sie raus an die frische Luft. Eine Stunde pro Tag sollte es schon sein. Vielleicht lernen oder praktizieren Sie mal Nordic Walking?

Gönnen Sie sich was!
Wie wäre es mit
- einer entspannenden Wohlfühlmassage während jeder Woche der Regenerationskur?
- wohlig warmen Aromabädern mit verführerischen Düften?
- dem einen oder anderen Konzert-, Theater- oder Kinobesuch? Oder beginnen Sie einen Tanzkurs!
- Auch ein Besuch in der Therme ist herrlich entspannend. Genießen Sie das wohlig warme Wasser, die Massagedüsen, das „Sich-leicht-fühlen" im Solebecken.

Erfahrungen mit der Regenerationskur

Fit für eine Weltreise!
Elisabeth M. aus Herbertingen in Süddeutschland, die kurz vor einer lang geplanten Weltreise stand, hatte noch Zeit, sich einem der Fasten-Seminare meines Vaters anzuschließen und für drei Wochen in der Gruppe eine Regenerationskur zu machen. Sie wollte fit sein für die vor ihr liegenden Strapazen der Reise.

Beim wöchentlichen Erfahrungsaustausch am Samstag kam sie nach den drei Wochen abschließend zum Treffen, um sich zu verabschieden. Sie berichtete nach ihrer dreiwöchigen Kur, bei der sie fast 10 kg abgenommen hatte, und bei der sie sich sehr wohl gefühlt, und nie Hunger verspürt hatte, dass Ihr Hausarzt nach eingehender Untersuchung zu ihr folgende Äußerung gemacht habe: „Liebe Frau M., werfen Sie bitte alle Medikamente fort, die Sie im Hause haben. Die brauchen Sie alle nicht mehr!" Ein besseres Ergebnis nach einer 3-Wochen-Kur kann man ja nun wirklich nicht erwarten. Oder? Elisabeth M. fühlte sich nach der Breuss-Kur nicht nur gesund, sie war es auch. Sie war fit für die Reise.

Während des Fastens eifrig für die Lieben gekocht
Karl E. aus Ostrach in Baden-Württemberg, von Hause aus recht drahtig und schlank, berichtet, dass er während seiner dreiwöchigen Kur, bei der er immerhin 12,5 Kg abnahm, „vor Energie schier geplatzt" sei. Als selbständiger Kaufmann war er in der Regel von morgens um 7 bis abends um 20 Uhr im Geschäft. Das war vor der Kur.

Während der Kur sei er voller Tatendrang täglich bereits von 5 Uhr morgens bis 22 Uhr abends unterwegs gewesen, habe zusätzlich, was er sonst noch nie gemacht habe, seine Familie verwöhnt, habe beispielsweise täglich das Frühstück fürstlich bereitet und eingedeckt, das Mittagessen und auch das Abendessen mit gleicher Liebe zelebriert. Seine Frau und seine Kinder fühlten sich tatsächlich „wie im Hilton". Seine Mitarbeiterinnen und Mitarbeiter im Supermarkt berichteten zudem, dass Karl noch nie so ausgeglichen und stets freundlich gewesen sei. Eine fast unglaubliche Story. Aber Tatsache. Was so Endorphine oder Glückshormone zaubern ...

Im Fasten verwendet nun der Organismus die sonst für die Verdauung tätigen Energien sofort zur Abheilung der jeweils erkrankten Bezirke unter „sachverständiger" Leitung des „Inneren Arztes", den der alte Paracelsus den „Archäus", den Urarzt, nannte.

Phil Bosmann, belgischer, katholischer Ordensgeistlicher

3. Gewichtsreduktionskur

Sie fühlen sich zu dick? Ihre Kleidung kneift, oder der Reißverschluss geht nicht mehr zu? Sie können sich im Bett schon nicht mehr so leicht umdrehen? Das Treppensteigen fällt Ihnen auch schwer? Dann ist es an der Zeit für eine Reduzierung Ihres Gewichtes, fürs Abnehmen!

Der Body-Mass-Index (BMI)
Stellen Sie sich zunächst die Frage: Fühle ich mich nur übergewichtig oder bin ich es denn tatsächlich? Rechnen Sie zur Antwort auf diese Frage einfach Ihren ganz persönlichen Body-Mass-Index aus. Und das geht so:

$$\text{Körpermassenzahl} = \frac{\text{Masse}}{\text{Größe}^2}$$

Die „Körpermassenzahl" ist der zu berechnende BMI, also das Ergebnis, wenn Sie die „Masse", das ist Ihr Gewicht in Kilogramm, durch das Quadrat Ihrer Körpergröße in Metern teilen. Ein Beispiel: Sie wiegen 89,5 Kg bei einer Größe von 1,70 Metern. Berechnung: Zunächst rechnen Sie 1,7 x 1,7 und erhalten als Zwischenergebnis 2,89. Nun teilen Sie 89,5 durch 2,89 und erhalten 30,96 als Ihren BMI.

In der nachfolgenden Tabelle sehen Sie dann, dass Sie nicht nur übergewichtig sind, sondern sogar fettleibig, wenn auch nur ganz knapp.

Jetzt kommt Ihr Alter zum Tragen: Gehen Sie nun mit Ihren z.B. 33 Jahren und Ihrem BMI von 30,96 in diese Tabelle, die Ihr Alter berücksichtigt:

Kategorie	BMI-Wert
kritisches Untergewicht	< 16
Untergewicht	16–20
Normalgewicht	20–25
Übergewicht	25–30
Adipositas* Grad I	30–35
Adipositas* Grad II	35–40
Adipositas* Grad III	> 40

Alter (Jahre)	BMI-Idealwert
19–24	19–24
25–34	20–25
35–44	21–26
45–54	22–27
55–64	23–28
> 64	24–29

*Fettleibigkeit

Sie sehen, dass Sie derzeit mindestens 5,96, also knapp 6 Kilogramm von Ihrem Idealwert weg sind. Lassen Sie mich an dieser Stelle ergänzen: der BMI als Messlatte für normales Körpergewicht ist relativ umstritten, alternativ wird deshalb auch der Körperfettanteil oder das Taille-Hüft-Verhältnis (Waist-Hip-Ratio) berücksichtigt. Da der BMI als Indikator noch immer weit verbreitet ist, bleiben wir hier beim BMI.

Wenn ich das richtig sehe, möchten Sie möglichst bald Ihr Idealgewicht, Ihr Traumgewicht – wieder – haben, und entschließen sich, dafür etwas zu tun: Sie machen das Breuss-Fasten zur Gewichtsreduzierung.

Stecken Sie sich erreichbare Ziele
Wie wäre es, wenn
- Sie mit der Breuss-Kur „in einem Rutsch" diese 6 Kilo abnehmen würden?
- Sie sich Zeit lassen und dieses Vorhaben in zwei zeitlich getrennten Fastenperioden erreichen würden?
- Sie mehr als diese 6 Kilogramm abnehmen, um Ihr Idealgewicht nicht nur „anzukratzen", sondern mit etwas Puffer auch erreichen, also eine Reduzierung um 8 bis 10 Kilos ins Auge fassen?

Was man in kürzester Zeit „abspecken" kann, steht in „Papas Kur-Tagebuch" in Kapitel 8. Bei ihm waren das:

Zeit	Gewicht
nach einer Woche	4,5 kg
nach zwei Wochen	8,5 kg
nach drei Wochen	14,0 kg
nach vier Wochen	17,5 kg
nach sechs Wochen	20 kg

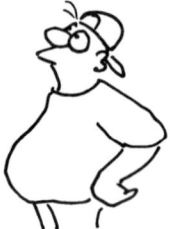

Man sollte dabei aber berücksichtigen, dass er während der Kur viel Sport getrieben hat, und sich auch körperlich stark betätigte (Bau einer Kräuterspirale im Garten). Bleiben Sie also realistisch und stecken Sie sich ein erreichbares Ziel. In Ihrem Falle würde ich drei Wochen als Maximum vorschlagen. In diesen drei Wochen können Sie davon ausgehen, 6 bis 9 Kilogramm abzunehmen. Zum nachhaltigen Abnehmen hingegen hilft Fasten nur bedingt: der Körper holt sich die verbrauchten Reserven meist nach der Fastenzeit wieder zurück, das Gewicht steigt auf das alte Niveau. Trotzdem **verlieren regelmäßig Fastende langfristig einige Pfunde**, weil nach dem Totalverzicht eine echte Umstellung der Ernährung und des Lebensstils häufig leichter fällt als nach üblichen Diäten. Wie dem auch sei, wie Sie sich auch entscheiden sollten, das Breuss-Fasten, bei dem Sie keinen Hunger verspüren werden, hilft Ihnen, Ihr letztlich gestecktes Ziel zu erreichen.

Legen Sie die Eckdaten fest
Nachdem Sie sich entschlossen haben, Ihr Gewicht zu reduzieren, bleibt nur noch, den richtigen Zeitpunkt für den Beginn und die Dauer zu fixieren. Gehen Sie dabei von diesen Werten aus:
- Dauer der Kur normalerweise: 14 Tage bis 6 Wochen mit der Reduktion Ihres Gewichtes zwischen 3 und 20 kg.
- Wenn Sie meinem Vorschlag folgen, so werden Sie drei Wochen fasten. In diesen 3 Wochen können Sie mit einem Gewichtsverlust von rund 6 bis 9 Kilogramm rechnen. Das hängt natürlich von Ihrem körperlichen Zustand ab, von Ihrem BMI (je höher der ist, desto mehr werden Sie abnehmen) und auch davon, wie intensiv Sie sich in diesem drei Wochen bewegen.

Treiben Sie Sport an der frischen Luft
Nicht nur wegen der Gewichtsreduktion sollten Sie während des Fastens – und natürlich nach der Fastenkur weiter – vermehrt Sport an der frischen Luft betreiben. Sie werden sich nach der sportlichen Betätigung richtig wohl fühlen und bekommen zudem noch eine straffe, gesunde Haut sowie eine frische Gesichtsfarbe! Ich wurde schon oft während des Fastens gefragt. „Warst Du im Urlaub? Du hast so eine tolle Gesichtsfarbe!" Meine Antwort: „Nein, ich bin gerade mitten in einer Vollfastenkur... Und es geht mir gut". Mehr zu diesem Thema im Kapitel 7, Raus an die frische Luft!

Verhätscheln Sie sich!
Wie wäre es mit
- Meditation und Wohlfühlmassagen während des Fastens?
- einem Rosenblütenbad oder eine Moorpackung ab und zu?
- der Buchung eines Mal- oder Töpferkurses?
- Stressabbau durch autogenes Training, Yoga oder Qigong?

Stellen Sie Ihr Leben um!
Was nützt es Ihnen, wenn Sie 6 bis 9 Kilogramm abnehmen, wenn die Waage ein paar Wochen später wieder das alte Übergewicht anzeigt? Wenn Ihre Kleidung wieder kneift oder der Reißverschluss wieder nicht zugeht? Sie dürfen nicht mehr in den „alten Trott" zurückfallen! Prüfen Sie, woran es lag, dass Sie in den Kreis der Übergewichtigen, ja sogar bei den Fettleibigen landeten. Stellen Sie Ihre Ernährung um, verzichten Sie auf die eine oder andere Tafel Schokolade. Vorschläge, die Ihnen helfen können, finden Sie in den Kapiteln 8 und 13.

Erfahrungen mit der Gewichtsreduktionskur

Sechs Kilo in zwei Wochen

Evi P., Künstlerin und Illustratorin aus Athen hat im Frühjahr 2016 während ihres zweiwöchigen Fastens 6 Kilogramm abgenommen und sich dabei stets sehr wohl gefühlt. Sie konnte sehr gut schlafen, fühlte sich leicht und begann jeden neuen Fastentag mit viel Energie. Der 2. und 3. Fastentag waren schwierig für Evi, ab dem 5. Tag war es okay. Abends fiel es ihr schwer, nur Tee zu trinken – am schön gedeckten Abendbrottisch mit der ganzen Familie. Abends war es Evi auch immer sehr kalt. Sie war überrascht, dass sie keinen Hunger hatte. Es fiel ihr leicht, ihrem normalen Alltag zu folgen. Sie kochte jeden Tag für die Kinder und arbeitete 7 bis 8 Stunden produktiv und kreativ. Sportlich war Evi gut unterwegs während der Breuss-Kur: fünf Mal die Woche ging sie jeweils 5 km walken und danach machte sie 30 – 45 Minuten Fitnessübungen nach Tony Horton, P90. Da kann man nur gratulieren! Nach Beendigung ihrer ersten Breuss-Kur rief sie mich an und fragte: „Wann kann ich eigentlich die nächste Breuss-Kur machen?"

Viel Sport auch während des Fastens

Andrea O., Waldorf Kinderpädagogin aus Santiago de Chile fastet jährlich, um Gewicht zu reduzieren, um zu entgiften und um wegzukommen von ungesunden Ernährungsgewohnheiten, die sich im Alltag durch Stress Situationen einschleichen.Schwer fällt ihr die Umstellung, die ersten Tage sich genau an den Plan zu halten. (Saft schluckweise nehmen, die Mengen an Tee zu trinken). Überraschend leicht für sie: „Ich vermisse das Essen nicht, ich denke auch gar nicht an Essen!" Trotz anfänglichem Kopfweh macht sie neben ihrer Arbeit und der Familie ihren Sport während des Fastens weiter: Laufen 3 Mal die Woche ca. 5 km und Krafttraining 3 Mal die Woche eine Stunde. Andrea freut sich schon wieder auf nächstes Frühjahr und die nächste Breuss-Kur!

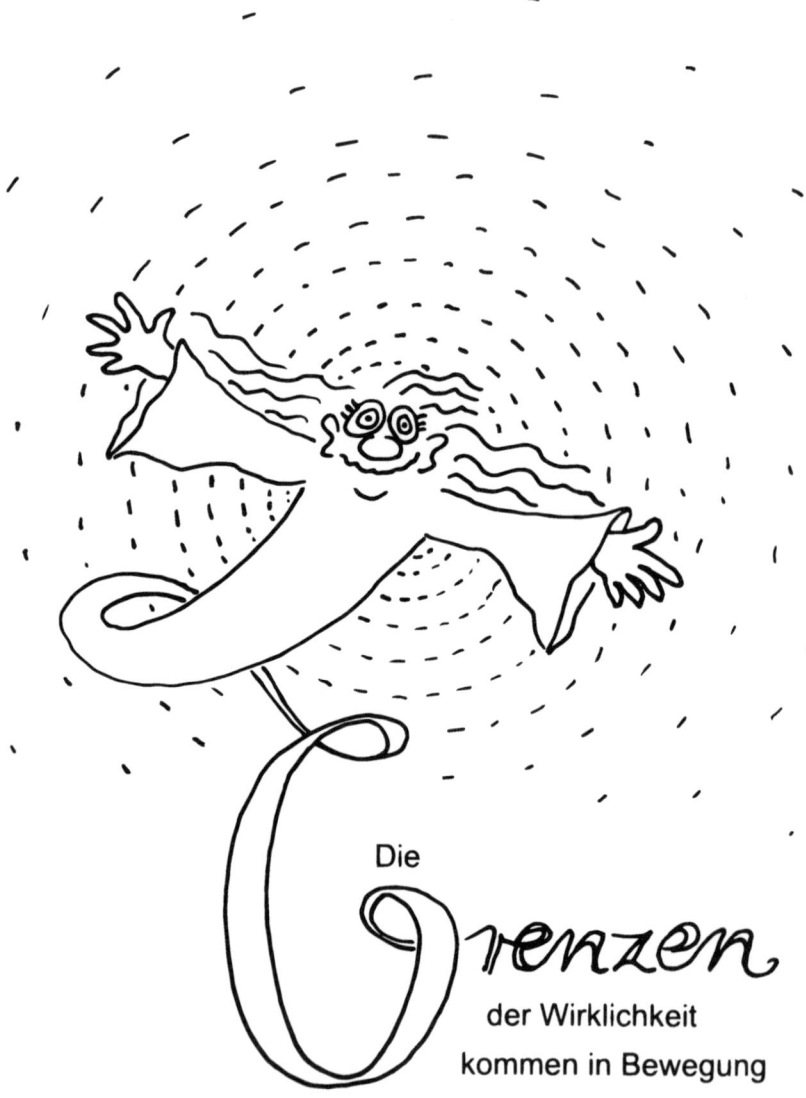

Die **Grenzen** der Wirklichkeit kommen in Bewegung

Romano Guardini (1943), katholischer Priester, Jugendseelsorger, Religionsphilosoph

4. Therapeutisches Heilfasten

Zuerst wird nur der Mangel gefühlt;
dann verschwindet das Verlangen nach Nahrung...
Zugleich geht beim Fasten etwas Innerliches vor sich.
Der Körper wird gleichsam aufgelockert.
Der Geist wird freier.
Alles löst sich, wird leichter, Last und Hemmung der Schwere
werden weniger empfunden.
Die Grenzen der Wirklichkeit kommen in Bewegung;
der Raum des Möglichen wird weiter...
Der Geist wird fühliger.
Das Gewissen wird hellsichtiger, feiner und mächtiger.
Das Gefühl für geistige Entscheidungen wächst...

Romano Guardini (1943)

Tiere fasten bei Krankheiten so lange, bis sie wieder vollständig gesund sind. Auch für uns Menschen ist das Heilfasten sehr hilfreich. Ohne die sonst energiefressende Verdauungsarbeit leisten zu müssen, können Körper und Geist die vorhandene Energie besser zur Bewältigung von Reinigungs- und Heilungsvorgängen einsetzen. Allerdings sind uns diese natürlichen Verhaltensweisen mehr und mehr abhanden gekommen, beziehungsweise abtrainiert worden. Am ehesten findet man solche Reaktionen noch bei Kindern während akuter Infektionskrankheiten. Sie verweigern die Nahrungsaufnahme oft aus einem inneren Bedürfnis heraus. In der Regel folgt dann der gut gemeinte Rat, doch etwas zu essen, um „schneller wieder zu Kräften" zu kommen – das ist zwar ein Ratschlag, aber kein guter.

Nicht nur bei akuten, sondern auch bei chronischen Erkrankungen und Leiden ist das Heilfasten ein hilfreiches natürliches Heilmittel. Wie bereits ausgeführt, kann sich der Körper beim Fasten besser auf Regenerations- und Reparaturvorgänge konzentrieren. Viele chronischen Entzündungen, zum Beispiel der Nase und ihren Nebenhöhlen, der Bronchien, des Magen-Darmtraktes, der Muskeln und Gelenke, der Harnwege und auch des gynäkologischen Bereiches können durch regelmäßige Fastenperioden ausgeheilt oder zumindest gelindert werden. Ist allerdings bereits viel Gewebe zerstört worden, z.B. bei deformierten Gelenken, kann selbstverständlich keine vollständige Heilung mehr erreicht werden, jedoch können oft die Beschwerden gelindert werden.

Auch einer Infektanfälligkeit kann durch Fasten abgeholfen werden. Das Immunsystem lernt wieder, auf Krankheitserreger schneller und kräftiger zu reagieren, so dass Infektionen nicht mehr so schnell, so heftig und so häufig auftreten (eine Tumorerkrankung ist ebenso ein zu schwaches Reagieren des Immunsystems auf das Entstehen von Krebszellen in unserem Körper). Den umgekehrten Fall, eine zu starke und teils fehlgerichtete Reaktion auf fremde oder körpereigene Substanzen, stellen die verschiedenen Formen der Allergien dar. Fasten wirkt in dieser Situation dämpfend auf die überschießenden Reaktionen des Immunsystems. Bereits bestehende allergische Beschwerden wie z.B. Heuschnupfen lassen sich durch Fasten lindern. Vorbeugendes Fasten ist oft noch hilfreicher, zum Beispiel im Frühjahr vor Beginn der Pollensaison.

Viele akute und chronische Beschwerden und Krankheiten können in ihrem Verlauf positiv beeinflusst werden, so zum Beispiel:

- Allergien
- Arteriosklerose (Arterienverkalkung)
- Arthrosen
- Atemnot,
- Autoimmunerkrankungen
- Bluthochdruck und niedriger Blutdruck
- Darmträgheit, Darmentzündungen
- Durchfallerkrankungen
- Depressionen
- Diabetes (Zuckerkrankheit)
- Durchblutungsstörungen
- Entzündungen (Nase, Nasen-Nebenhöhlen, Bronchien, Harnblase etc.)
- Fettstoffwechselstörungen (zu hohe Blutfette, Cholesterin)
- Gallenleiden
- Gefäßverengung
- Gelenkbeschwerden
- Gicht
- Gliederschmerzen
- Hautkrankheiten
- Herzbeschwerden
- Heuschnupfen
- Hormonelle Störungen

- Infektanfälligkeit
- Kopfschmerzen
- Krebsleiden
- Leberleiden
- Leukämie
- Lungentuberkulose
- Lustlosigkeit
- Magen- und Darmerkrankungen
- Müdigkeit, chronische
- Migräne
- Multiplesklerose M.S.
- Muskelverspannungen
- Nervosität, Gereiztheit,
- Neurodermitis
- Pilzerkrankungen
- Rheumatische Erkrankungen
- Rücken- und Kreuzschmerzen
- Schlafstörungen und Anlaufschwierigkeiten
- Schuppenflechte
- Übergewicht
- Unangenehme Körperausdünstungen
- Vergesslichkeit
- Verdauungsstörungen
- Zungenbelag und Mundgeruch.

Vertrauen Sie der Heilkraft des Fastens
Wie wäre es, wenn
- sich Ihr chronisches Gallenleiden bessern würde?
- Ihre akuten Kopfschmerzen nicht nur gemindert sondern ganz verschwinden würden?
- sich Ihre Cholesterinwerte merklich senken würden?

Sie von diesen Krankheiten zu befreien, oder diese merklich zu lindern, wäre sicherlich ein toller Erfolg des Fastens. Garantieren kann Ihnen diesen Erfolg aber keiner. Haben Sie deshalb einfach Vertrauen in die Breuss-Kur – wie schon viele vor Ihnen. Nehmen Sie sich das Ziel, genau jene Krankheit zu besiegen, die Ihnen schon immer oder in letzter Zeit schon so oft Probleme und Schmerzen bereitet hat.

Termin und Dauer
Gehen Sie von diesen Werten aus:
- Dauer des Fastens: zwischen **vier und sechs Wochen**, am besten wäre es, die sechs Wochen voll zu fasten.
- Zeitpunkt: wie schon aufgezeigt, sollten Sie sich auf das Fasten konzentrieren können, also während der Kur sollten keine großen Feste oder gar Reisen anstehen.

Suchen Sie sich die richtige Sportart!
Wenn Sie bislang wenig Sport betrieben haben, wäre es jetzt an der Zeit, dies zu ändern und sich die richtige Sportart zu suchen, bei der Sie nun täglich zumindest eine halbe Stunde an der frischen Luft sind.

Belohnen Sie sich!
Wie wäre es mit
- ein, zwei Wellness-Tagen pro Woche? Waren Sie schon einmal im Dampfbad? Im Hamam?
- Entspannung bei leiser Musik und einem guten Buch?
- hin und wieder einem Besuch im Hallenbad oder in der Therme?

Erfahrungen mit dem therapeutischen Heilfasten

Gesund wie durch ein Wunder

Wolfgang W. aus Rastatt in Süddeutschland, selbständiger Kaufmann, litt unter einer sehr, sehr seltenen Krankheit, die es ihm in den letzten Jahren lediglich erlaubte, sich täglich nur rund eine (!) Stunde um sein Geschäft zu kümmern. Von anderen Begleitumständen ganz zu schweigen. Medikamente gegen diese Krankheit waren und sind nicht erhältlich, weil es sich wegen der Seltenheit dieser Krankheit für die Pharma-Industrie nicht lohnt, ein Medikament zu entwickeln.

W. machte das Heilfasten nach Breuss in einer der Fastengruppen meines Vaters und schon nach einer Woche (!) berichtete er, dass er nun in der Lage sei, acht (!) Stunden pro Tag zu arbeiten, sich um sein Geschäft zu kümmern. Er blühte förmlich auf. Für die Gruppe war es fast ein Wunder, erleben zu dürfen, wie ein Mensch bereits nach einer einzigen Woche Breuss-Fasten plötzlich in der Lage war, wieder normal zu arbeiten. Das hielt nicht nur an bis die Kur zu Ende war, sondern bis zum heutigen Tage. Wolfgang W. hat nämlich seine Lebensweise umgestellt: Weil ihm das Weglassen des tierischen Eiweißes beim Heilfasten nach Breuss geholfen hatte, änderte er konsequenterweise seine Essgewohnheiten. Mit durchschlagendem Erfolg. Er ist wieder voll im „Geschäft" und fühlt sich bestens.

Jährliches Fasten gehört zum erfüllten Leben

Bettina N., Juristin, Wien war ca. 20 Jahre alt, als sie, zusammen mit ihrer Mutter, im Kleinwalsertal das erste Mal fastete. Nach dieser Woche fühlte sie sich **wunderbar, unbesiegbar und als eins mit ihrem Körper**. Das erste Mal wieder Fasten war sie dann 2012, sie war völlig ausgebrannt und suchte nach etwas, was ihr helfen könnte. Sie brauchte dringend Ruhe und kein ständiges Herumgezerre an ihr. Irgendwann dachte sie über Situationen nach, in denen es ihr so richtig gut ging, physisch, wie psychisch und da fiel ihr der Trip mit ihrer Mutter ein und damit auch das Fasten. Sie buchte eine einwöchige Fastenkur in Schärding bei den Barmherzigen Brüdern. Sie fühlte sich dort vom ersten Moment an wohl, und es ist noch immer so, obwohl sie mittlerweile ca 10 Mal dort war, dass sie den Koffer an der Rezeption abstellt und ab diesem Moment entspannt. Nun ist es so, dass immer, wenn sie Erholung braucht, sie nicht ans Meer fährt, obwohl das ihre Energiequelle ist, sondern zum Fasten. Sie entscheidet immer sehr kurzfristig, ob sie Basen- oder Heilfasten macht. Je nachdem, wie sie drauf ist, der Effekt ist für sie der gleiche, sowohl von den Kilos, die purzeln, als auch vom Wohlgefühl danach.

Es geht ihr immer die ersten paar Tage nicht gut, manchmal sogar noch länger, weil ihr Erwartungsdruck an sich selbst sehr hoch ist („es ist doch schon Mittwoch, warum kann ich noch immer keine Bäume ausreißen? Warum bin ich immer noch so müde?"). „Die Fastenärztin meinte mal, dass das Loslassen bei mir enorm gut funktioniert. Das ist der Grund, warum ich meinem Körper am Anfang des Fastens das geben kann, was er braucht, nämlich Schlaf. Ich fordere ihn nicht, Unmenschliches zu leisten, während er mit sich beschäftigt ist, sondern gebe dem Bedürfnis einfach nach." Nun die Punkte, die jedes Mal gleich bzw. ähnlich ablaufen: „Die ersten Tage geht´s mir nicht besonders, ich habe keine Kraft, bin müde, schlafe viel und lese extrem viel. Ich hab es mir so quasi untersagt, mich zu stark mit äußeren Einflüssen zu konfrontieren. Ich schau immer erst am Abend aufs Handy, google nichts und nutze auch sonst keine Medien, das wissen auch alle, das macht es einfacher. Ich nehme mir bewusst Zeit nur für mich! Mich interessiert nicht, was daheim läuft oder ob in China das berühmte Rad umfällt. Man kann es so quasi als komplette Festplattenlöschung bezeichnen. In Schärding ist es vorgesehen, dass man mit anderen Heilfastenden am Tisch sitzt, ich will das nicht, ich sitze immer alleine. Ich möchte mich nicht in der Zeit, die nur mir gehört, mit den Sorgen anderer konfrontieren, das mach ich den Rest des Jahres. Klingt egoistisch, ist es auch. Die Zeiten, die man mit sich hat, sind rar und diese nutze ich zu 100%.

Ich reise so gut wie immer am Samstag an! Ab Montag versuche ich rauszugehen, um mich zu bewegen. Manchmal sitze ich auch nur am Inn und sehe den Enten und Schwänen zu, das genügt mir dann auch, niemand stört mich dabei, niemand will etwas von mir, **ich muss einfach gar nichts**. Wie bereits erwähnt, geht es mir ab Mittwoch meist so richtig gut, ich sehe **die Dinge dann meistens so richtig klar**. Ich führe schon lange ein Fastentagebuch, weil die Ideen und Gedanken, die mir kommen, sobald es mir wieder so richtig gut geht, sehr konstruktiv und aufschreibenswert sind. Probleme, sind auf einmal keine mehr, und ich bin erfüllt von **Liebe und Dankbarkeit**, zu allem was ich habe, sei es Freunde, Familie oder materielle Dinge. Ich fühle mich befreit, klar, leicht (nicht im Sinne von Kilos) und so, als würde mir die Welt offen stehen und ich nicht nur ein kleines Rädchen im System wäre. Punkto Sport: in Schärding bieten sie **Yoga** an, mal mache ich es, mal nicht. Meistens versuche ich zu **Laufen**. Was mir am meisten fehlt: eindeutig Kaffee, das wirkt sich auch bei meiner Verdauung aus. Ich steige meist erst auf die Waage, wenn ich schon 2 Tage daheim bin und Aufbautage inkl. Kaffee hatte. Erst dann läuft´s wieder so richtig. Was vielleicht auch wichtig ist, zu erwähnen, dass man meine Art des Fastens nicht mit eurer vergleichen kann. Ich fahre weg und faste, **um mit mir wieder in Einklang zu kommen**. Ich will alleine sein, weil ich das nie bin und ich mir auch im Alltag kaum Auszeiten nehme. Das heißt nicht, dass ich es nicht kann, aber das nicht ohne schlechtes Gewissen.

Wenn ich weg bin, bin ich weg. Ich brauch auch ein wenig die Sicherheit, dass ich mich fallen lassen kann und notfalls aufgefangen werde. Vermutlich ist das Fasten für mich einfach mehr, als für manch andere. Ich hätte daheim nicht die nötige Ruhe und Ausdauer, vermutlich auch nicht die Konsequenz, da bin ich mir sicher und es würde mir auch nicht das Gleiche bringen, wie woanders."

Danke, Bettina, für Deine sehr persönliche Fastengeschichte!

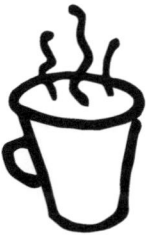

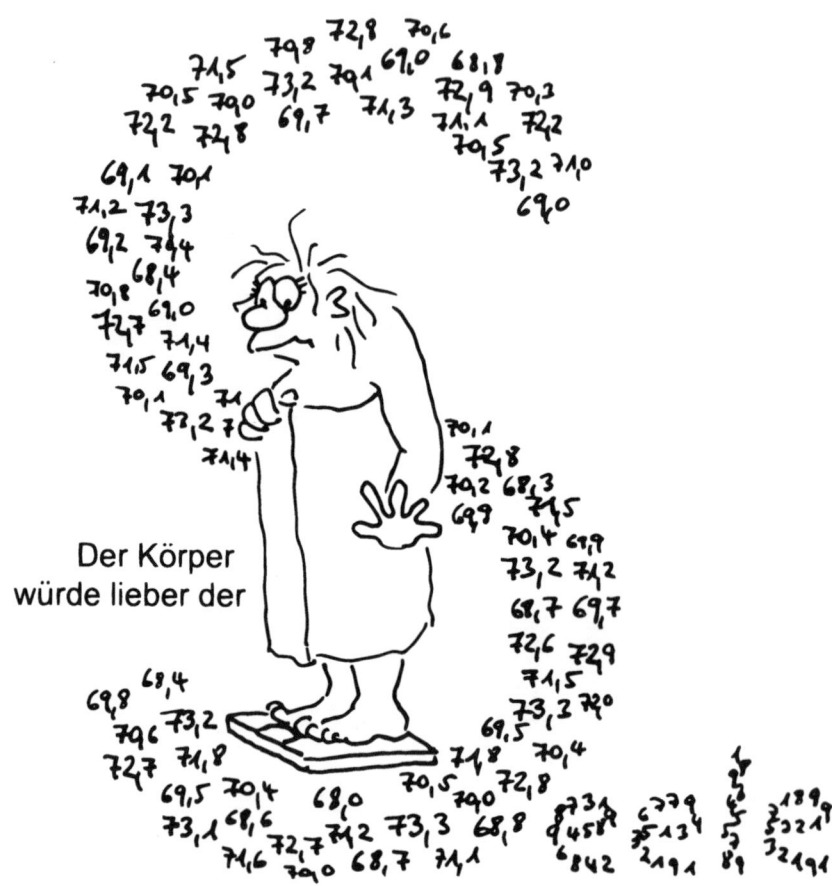

aus Irland

5. Heilfasten zur Blutverbesserung

Wenn Ihnen Ihr Arzt sagt, und auf dem Laborbericht auch steht, dass Ihre Blutwerte nicht die besten sind, könnte es sein, dass er Ihnen die verschiedensten Medikamente verschreiben will, damit die Werte wieder "in Ordnung" kommen. Viele Schulmediziner halten das Fasten leider vom Grundsatz her für schädlich. Sie werden Ihnen leider deshalb nur in den seltensten Fällen dazu raten und Ihnen sagen, dass Sie Ihr Leben umstellen sollten, dass Sie mehr Sport betreiben sollten, dass Sie weniger Fleisch essen sollten, dass Sie gar kein Schweinefleisch mehr essen sollten, dass Sie mehr Gemüse, mehr Fisch essen sollten, und vieles mehr. Jetzt haben Sie die Wahl: Entweder Sie schlucken die Pillen, Säfte, Pülverchen oder aber Sie gehen in sich und machen Heilfasten, Heilfasten nach Rudolf Breuss. Und lassen sich die neuen Blutwerte nach der „Halbzeit" des Fastens und nach dessen Ende (Vorschlag: 14 Tage nach dem letzten Fastentag) vom Arzt geben. Sie und Ihr Arzt werden überrascht sein! Sie vergeben sich ja nichts mit dem Fasten, sondern Sie tun Ihrem Körper und Ihrem Geist etwas Gutes.

In der Tradition von Sebastian Kneipp
Wenn Sie sich also entschließen, das Fasten nach Rudolf Breuss wegen der Reinigung Ihres Blutes zu machen, statt Pillen und Pülverchen zu schlucken, so könnte es sein, dass Ihr Arzt das für ausgemachten Unsinn hält. Für Sebastian Kneipp aber zum Beispiel, auf den sich Breuss auch des öfteren bezieht, war eine Blutreinigung ein ganz wesentlicher Faktor zur Heilung von Krankheiten. Kneipp schrieb: Einen Kranken gesund machen, heißt alle Krankheitsstoffe in seinem Körper auflösen und ausleiten und seine Natur von allen schädlichen und Verderben bringenden Stoffen zu befreien.

Geben Sie Ihrer Hoffnung Ausdruck
Wie wäre es, wenn sich
- Ihre Blutwerte zumindest partiell durch das Fasten verbessern?
- Ihre Blutwerte durch das Fasten sogar im Gesamtbild deutlich verbessern?

Es wäre schön, aber eine Garantie dazu kann Ihnen Niemand geben. Auch ich nicht. Ich würde es an Ihrer Stelle aber versuchen, denn – wie bereits gesagt – Sie vergeben sich ja nichts, leben während der Fastenzeit von „guten Sachen", sparen Geld, denn die Kur ist weit billiger als die normale Ernährung mit den vielen, zusätzlichen „Genussmitteln", auf die Sie ja während des Fastens verzichten (müssen). Die Breuss-Kur hilft Ihnen auch bei diesem Fasten, Ihre realistisch gesteckten Ziele zu erreichen.

Möglichst nächste Woche beginnen!
Nachdem Sie sich entschlossen haben, ein Heilfasten zur Blutverbesserung zu machen, sollten Sie den richtigen Zeitpunkt für dessen Beginn (möglichst zeitnah!) und dessen Dauer festlegen. Gehen Sie dabei von diesen Werten aus:

- Dauer des Fastens: möglichst 6 Wochen
- Zeipunkt: Sie wissen schon: keine größeren Familienfeiern und keine größeren Reisen!

Viel Sport an frischer Luft!
Wie Rudolf Breuss schon richtig sagt, ist es während des Fastens ganz wichtig, sich viel an frischer Luft zu bewegen. Entweder Sport treiben oder ausgiebige Spaziergänge in flottem Schritt heißt die Devise. Schauen Sie zu diesem Thema auch ins Kapitel 7.

Belohnen und verwöhnen Sie sich!
Wie wäre es mit
- einer Massage als Belohnung für jede gefastete Woche?
- wöchentliche wohlig warme Kräuterbäder oder einem Bad mit Toten Meer Salz?
- dem einen oder anderen Konzert-, Kino- oder Theaterbesuch?
- Wandern am Wochenende oder einem schönen Ausflug ins Grüne mit der Familie oder Freunden?
- einem Spieleabend mit Freunden oder der Familie. Immer eine gelungene Abwechslung.

Erfahrungen mit der Blutverbesserungs-Kur

In mehreren Fastenseminaren mit jeweils zehn Teilnehmerinnen und Teilnehmern konnte mein Vater „live" erleben, wie wirksam das Heilfasten nach Rudolf Breuss wirklich ist. Nicht nur Wolfgang W. konnte von seinen eklatanten Verbesserungen berichten. Auch andere Teilnehmer hatten nach der Kur wesentlich bessere Blutwerte als vor der Kur. Wichtig aber ist, dass nach dem Fasten die Lebensweise, und da – ganz wichtig – die Ernährungsweise umgestellt wird (s. Kapitel 8 und 13), damit nicht über kurz oder lang die alten Werte wieder davon zeugen, dass Sie sich ungesund ernähren, dass Sie ungesund leben.

Reset für den Körper
Eddi W. aus Pfullendorf in Baden-Württemberg, selbständiger Handwerksmeister, berichtete, dass er während seiner sechswöchigen Kur durchschnittlich 12 bis 15 Stunden im Geschäft gearbeitet, und sich stets überaus leistungsfähig gefühlt habe, obwohl – oder soll man sagen, weil – er täglich zusätzlich Sport getrieben und insgesamt 19,8 Kilogramm Gewicht verloren habe. Er fand während seiner Kur nicht nur die Zeit, Routinearbeiten rund um die Uhr zu erledigen, nein, er war zudem oft unterwegs, um Kunden oder Leute, die es werden wollten, zu besuchen, zu beraten, und zu Abschlüssen zu bewegen. Wurde er, wie bei diesen Gelegenheiten meist der Fall, zu einer Tasse Kaffee oder Tee eingeladen, so zückte er nach einer kurzen Erläuterung seine mitgeführte Teespezialmischung aus der Aktentasche und ließ sich den Tee schmecken.

Die vom Arzt gemessenen Werte vor, mittig und nach der Kur belegen übrigens, dass sich das Fasten gelohnt hat. Eddi W. sprach und spricht auch noch heute bei seiner Breuss-Kur von einem „Reset" für seinen ganzen Körper. Während seiner 6-wöchigen Kur brachte er rund zwanzig Bücher meines Vaters an die Frau bzw. an den Mann. Herzlichen Dank dafür an dieser Stelle. Es ist schon toll, was man mit sechs Wochen Selbstdisziplin erreichen kann!

6. Heilfasten bei Gelenkleiden

Das Fasten ist die Speise der Seele. Wie die körperliche Speise stärkt, so macht das Fasten die Seele kräftiger und verschafft ihr beweglichere Flügel, hebt sie empor und lässt sie über himmlische Dinge nachdenken.
Johannes Chrysostomus (um 350 - 407),
griechischer Kirchenlehrer, berühmter Prediger und seit 397 Patriarch von Konstantinopel

In Verbindung mit einer ganz speziellen Badekur hilft das Heilfasten nach Rudolf Breuss auch bei:
- Arthritis,
- Arthrose (zerstörende Gelenksentzündungen),
- Coxarthrose (Hüftgelenksleiden),
- Osteoporose (Knochenentkalkung) und bei
- Spondylarthrose (Brust- und Lendenwirbelabnützung).

Bei all' diesen Gelenkleiden macht man neben dem Fasten Vollbäder aus Zinnkraut, Heublumen oder Haferstroh. Machen Sie also das Breuss-Fasten, um Ihren Gelenken – und damit auch sich selbst – etwas Gutes zukommen zu lassen. Ist bereits viel Gewebe zerstört worden, z.B. bei deformierten Gelenken, kann selbstverständlich keine vollständige Heilung mehr erreicht werden, jedoch oft eine Beschwerdelinderung.

Gewinnen Sie Ihre Beweglichkeit zurück!
Wie wäre es, wenn
- Ihre Gelenkschmerzen – auch ohne Spritzen – nachlassen oder gar ganz verschwinden?
- die Kur Ihnen die volle Beweglichkeit zurückbringt?

Die Badekur in Verbindung mit dem Breuss-Fasten wird Ihnen helfen, diese Ziele zu erreichen.

Dauer und Zeitpunkt
Nachdem Sie sich entschlossen haben, zur Linderung Ihrer Gelenkschmerzen zu fasten, bleibt nur noch, den richtigen Zeitraum zu wählen. Gehen Sie dabei von diesen Werten aus:
- Drei Wochen sollte man schon fasten, vier bis sechs Wochen wären aber noch besser.
- Zeitpunkt: Bei der Badekur gelten dieselben Einschränkungen wie bei den bereits vorgestellten Fastenarten.

Die Badekur

Das Zinnkraut (Schachtelhalmkraut) pflücken Sie selbst oder erhalten es, genauso wie die Heublumen und das Haferstroh, im Reformhaus. Pro Vollbad nehmen Sie entweder

- 200 bis 300 Gramm Zinnkraut (botanisch Equiseti herba), kochen es 10 Minuten und sieben es dann ins Badewasser ab, oder
- 200 bis 300 Gramm Heublumen (bot. Graminis flos), brühen diese mit kochendem Wasser auf, lassen sie dann 10 Minuten ziehen und sieben sie dann ins Badewasser ab, oder
- 200 bis 300 Gramm Haferstroh (bot. Avena sativa), brühen dieses mit kochendem Wasser auf, lassen es dann 10 Minuten ziehen und sieben es dann ins Badewasser ab.

Alle drei Bäder sollten Sie im Wechsel machen, also zunächst ein Zinnkrautbad, Tage später ein Heublumenbad und wieder Tage später ein Haferstrohbad. Dann geht es wieder von vorne los: Ein Zinnkrautbad, ein Heublumenbad, ein Haferstrohbad ....Ob Sie nun täglich oder nur alle drei, vier Tage ein Vollbad mit diesen Kräutern nehmen, bleibt selbstverständlich Ihnen überlassen. Probieren Sie es einfach aus und fühlen Sie, was Ihr Körper, was Ihre Gelenke zu den Bädern „sagen". Fühlen Sie sich wohl, wovon ich ausgehe, so baden Sie halt öfter. Der von Rudolf Breuss empfohlene Badezusatz „Haubenschmid's Herbakucid" wird leider nicht mehr hergestellt. Ich empfehle Ihnen deshalb, dem Badewasser eine Kastanien- oder Rosskastanien-Bade-Essenz, wenn möglich mit echtem ätherischen Öl hinzuzufügen. Die Kastanie wirkt durchblutungsfördernd, entschlackend, und hilft Ihnen gegen Kreislaufschwäche, Müdigkeit, rheumatische und venöse Beschwerden, regt die Hautfunktionen an und hilft Ihren Gelenken. Die Kastanien- oder Rosskastanien-Bade-Essenz bzw. dieses Heilkräuter-Ölbad bekommen Sie im Reformhaus oder in der Drogerie.

Wie wird das Bad bereitet?
Messen Sie zwischen 200 und 300 Gramm des betreffenden Krautes ab. Sie werden mit der Zeit die richtige Menge herausfinden, gehen Sie zunächst aber mal von genau abgewogenen 200 Gramm aus. Geben Sie das Kraut dann in einen genügend großen Topf. Drei Liter sollten da mindestens hinein gehen. Kochen Sie nun rund 1,5 Liter Wasser ab und geben das kochende Wasser über das Kraut und lassen es 10 Minuten köcheln. Gießen Sie danach das mit den Wirkstoffen durchsetzte Wasser durch ein genügend großes Küchensieb (meines hatte einen Durchmesser von rund 25 cm) direkt in das heiße Badewasser. Um die Kräuter noch besser auszulaugen, empfehle ich Ihnen, dass Sie aus dem Heißwasserhahn weiteres Wasser durch das im Sieb verbliebene Kraut geben, bis Sie merken, dass möglichst alle Wirkstoffe abgegeben worden sind, zu sehen dadurch, dass das Wasser immer klarer wird. Damit wäre von der therapeutischen Seite alles bereitet... Wenn Sie wollen, kombinieren Sie das Bad nun mit etwas Wellness durch zum Beispiel eine gemütliche Beleuchtung (Kerzen), verführerische Düfte und leise Musik. Zwanzig Minuten ist die richtige Verweildauer in Ihrem Wohlfühlbad mit therapeutischer Wirkung. Wenn Sie Ihr Wohlfühlbad länger genießen wollen, so füllen Sie einfach heißes Wasser nach. Länger als 40 Minuten sollten Sie aber nicht im Wasser verweilen.

Erfahrungen mit dem Heilfasten bei Gelenkleiden
Meinem Vater und seinen Gelenken hat die Badekur ausgesprochen gut getan!

7. Heilfasten bei Krebs, Lungentuberkulose und Multiplesklerose (M.S.)

Mit der Behandlung dieser schweren Krankheiten wollte ich dieses Buch nicht überfrachten und empfehle deshalb das speziell dafür geschriebene Buch meines Vaters: „Die Breuss-Kur richtig gemacht", 256 Seiten, Mai 2014 (auch auf Englisch und Russisch). Das Buch ist bei Amazon, in jeder gut sortierten Buchhandlung oder über mich direkt erhältlich.

Nur so viel in diesem Buch
Die Krebskur, die in dem oben genannten Buch sehr detailliert beschrieben wird, entspricht dem therapeutischen, sechswöchigen Heilfasten. Je nach Krebsart werden zusätzlich besondere Tees getrunken und ggf. auch noch Wickel gemacht. Ansonsten entspricht die Krebskur dem Heilfasten nach Rudolf Breuss.

Bei Multiplesklerose (M.S.) leitet man das 42-tägige Breuss-Fasten durch eine dreiwöchige Aufbau- und Eingewöhnungsphase ein. Ansonsten entspricht auch diese Kur dem vorgestellten therapeutischen Heilfasten.

Ob nun Frühjahrskur, Regeneration des ganzen Körpers, Gewichtsabnahme, Gelenkbeschwerden oder aber Krebs oder M.S.: Immer dasselbe Grundrezept! So genial ist das Heilfasten nach Rudolf Breuss.

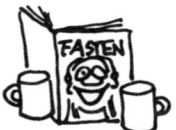

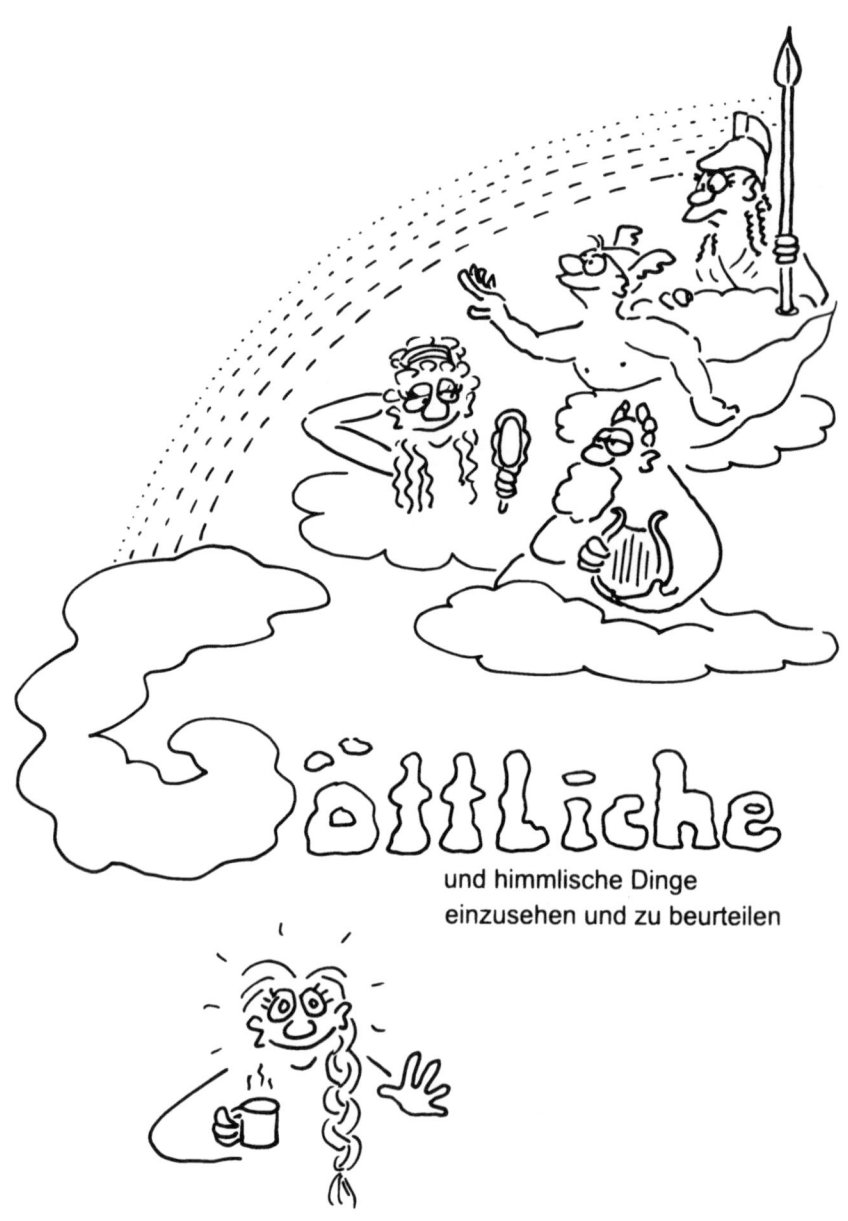

Göttliche

und himmlische Dinge
einzusehen und zu beurteilen

Galenos von Pergamon (129-199), griechischer Arzt und Anatom

Kapitel 6
Vor dem Fasten

Fasten ist notwendig, denn die Seele wird durch zu viel Blut und Fett erstickt und ist dann nicht fähig, göttliche und himmlische Dinge einzusehen und zu beurteilen.

Galenos von Pergamon (129-199), griechischer Arzt und Anatom

Ärztliche Untersuchung

Vor jedem längeren Fasten müssen Sie unbedingt einen Arzt konsultieren. Er prüft, ob Ihr Gesundheitszustand eine Fastenkur zulässt oder nicht. Denn Fasten ist sehr wirksam. So positiv sich Fasten auf Körper und Geist auswirkt, so gefährlich kann es bei bestimmten Erkrankungen und gesundheitlichen Zuständen sein. So war zum Beispiel in der „Rheinischen Post" vom 9. Februar 2005, im Artikel „Intensives Fasten kann tödlich enden", zu lesen, Fasten sei lebensgefährlich. Dies trifft aber nur dann zu, wenn man längeres Fasten ohne konkrete Anleitung und vor allem ohne vorherigen Gesundheitscheck durch den Arzt durchführen will.

Viele Schulmediziner halten das Fasten aber vom Grundsatz her für schädlich. Wenn das auch Ihr Arzt meint, so kontaktieren Sie einen ausgewiesenen Fasten-Arzt. Dieser weiß, welchen Gewinn Sie aus dem Fasten ziehen können. Schon der bekannte Dr. med. Otto Buchinger schrieb:

„Im Fasten verwendet nun der Organismus die sonst für die Verdauung tätigen Energien sofort zur Abheilung der jeweils erkrankten Bezirke unter „sachverständiger" Leitung des „Inneren Arztes", den der alte Paracelsus den „Archaeus", den Urarzt, nannte."

Und Mahatma Gandhi erklärte zum Fasten:

„Die Fastenzeiten sind Teil meines Wesens. Ich kann auf sie ebenso wenig verzichten wie auf meine Augen. Was die Augen für die äußere Welt sind, das ist das Fasten für die innere."

Gehen Sie dem Fasten also nicht aus dem Wege, fasten Sie!

Geistig-mentale Vorbereitung

„Stolpern" Sie nicht in das Fasten hinein, bereiten Sie sich innerlich darauf vor! Beschäftigen Sie sich beispielsweise mit der jahrtausende alten Fastenkultur. Lesen Sie über die verschiedenen Formen und Ursprünge des Fastens, auch über die Breuss-Kur. Stellen Sie sich gedanklich darauf ein, die nächsten Tage und Wochen nichts zu essen. Hilfreich wird es auch sein, wenn Sie alle **Vorbereitungen für das Breuss-Fasten selbst treffen**, wenn Sie also die Tees, das Gemüse oder den Gemüsesaft, die Weißdorntropfen und so weiter selber einkaufen.

Schalten Sie einige Tage vor der Kur einfach mal ab. Das muss nicht tagelang sein. Dafür reicht eine bewusste halbe Stunde. Genießen Sie wenn möglich die Natur, schöne Landschaft, in der frischen Luft. Lassen Sie den Fernseher ruhig ein paar Tage aus. Sie werden nicht viel versäumen. Konzentrieren Sie sich aufs Fasten. Sagen Sie zu sich selbst: „Ich habe mich entschlossen, soundsoviele Tage zu fasten. Ich will etwas für mich, für meinen Körper und meine Seele tun." Eine Fastenkur erzielt nämlich nur dann nachhaltige Erfolge, wenn die innere Einstellung und die Erwartungshaltung gegenüber dieser Fasten-Kur positiv sind.

Man sollte sich deshalb vor dem Fasten fragen:
- Worauf muss ich besonders achten?
- Welche Begleiterscheinungen können auftreten?
- Wie lange darf und will ich fasten?
- Wann darf ich nicht fasten?
- Wann ist der richtige Zeitpunkt?
- Wie beende ich das Fasten?
- Wie ernähre ich mich nach dem Fasten?
- Warum will ich überhaupt fasten?

Hat man auf all diese Fragen, und auf die Fragen, die sich sonst noch stellen, die richtige Antwort gefunden, so steht dem eigentlichen Fasten nichts mehr im Wege. In diesem Buch haben Sie schon viele Antworten auf Ihre dringendsten Fragen gefunden. Und es begleitet Sie auch weiterhin auf Ihrem Weg durch das Fasten Schritt für Schritt.

Darmreinigung – so funktioniert sie

1. Möglichkeit
Die erste Reinigung vier Tage vor Beginn der Kur mit **Glauber-** oder noch besser wirkendem **Bittersalz** (Apotheke, Drogerie, Reformhaus). Nach drei Tagen wiederholen. Mengen nach Beipackzettel.

2. Möglichkeit
Alternativ zum Glauber oder Bittersalz das Naturprodukt Cassia Fistula, das in erster Linie zur sanften, aber wirkungsvollen Darmentleerung gegessen wird. **Cassia Fistula** enthält Senoside, die eine abführende Wirkung herbeirufen. Senoside werden heute auch in künstlich hergestellten Abführmitteln verwendet. Also lieber direkt auf das Naturprodukt zurückgreifen. An dem angenehmen Geschmack kann man die richtige Dosierung feststellen: schmeckt sie angenehm nach Lakritze, süßlich, sogar etwas nach Schokolade ist der Bedarf da. Wenn der Geschmack kippt, es brennt oder abstoßend schmeckt, soll man sie nicht weiter einnehmen. Als Richtwert kann man mit etwa **1-2 Plättchen Cassia** beginnen und diese morgens auf nüchternen Magen zu sich nehmen. (Wo bekommt man die Cassia? Siehe Kapitel 14)

3. Möglichkeit
Zwei, drei Tage vor der Kur täglich **1 Esslöffel Senfkörner** nach dem Aufstehen nehmen und dann ein Glas lauwarmes Wasser drauf trinken.

4. Möglichkeit
Man besorgt sich im Reformhaus, in der Apotheke oder der Drogerie eine Flasche **Sauerkrautsaft**, die man später sowieso gut brauchen kann (aber achten Sie auch auf die Haltbarkeit, denn der Saft ist nach Öffnen der Flasche in der Regel nur noch rund eine Woche haltbar!). Von diesem Saft ein oder mehrere Gläser getrunken, „putzt" den Darm, der ja die nächsten (bis zu 42) Tage nichts zu arbeiten bekommt.

5. Möglichkeit
Bei empfindlicher Darmschleimhaut sind **Einläufe mit körperwarmem Wasser** besser. Dafür benötigen Sie ein spezielles Gerät, den Irrigator, und zwei Liter 37 Grad warmes Wasser. Den Irrigator erhalten Sie in der Apotheke (für etwa 16,- EUR). Den Beipackzettel und die Gebrauchsanweisung sollten Sie genau beachten!

6. Möglichkeit
Im Kapitel 7 unter „Verstopfung: Darmentleerung" finden Sie weitere Methoden, denn Darmentleerung und Darmreinigung sind in der Praxis fast deckungsgleich.

Älteren Damen und Herren unter Ihnen könnte der nachfolgende Satz von Breuss helfen: „Ich möchte noch vermerken, dass ältere Leute meine Kur leichter machen, da ihnen das Fasten nicht so schwer fällt, und sie nicht mehr so viel Aufbaustoffe brauchen". Diese Bemerkung des alten Breuss sollte die jüngeren Leser aber nicht schrecken! Sie sind nämlich meist „besser drauf" als die „älteren" Damen und Herren. Möglicherweise scheitert das Fasten aber bei Ihnen, weil Sie nicht daran glauben können, viele Tage lang ohne feste Nahrung durchzuhalten.

Legen Sie einen konkreten passenden Zeitpunkt fest (möglichst in den nächsten Wochen), an dem Sie mit dem Fasten beginnen wollen. **Mit dem Vertrauen in den eigenen Willen**, in die eigene Stärke, werden Sie die Fasten-Kur beginnen - und Sie werden sie auch, nach Ihrer gewählten Dauer, erfolgreich beenden.

Körperliche Vorbereitung

Vorbereitungstage
An ein bis zwei Vorbereitungstagen oder einer Vorbereitungswoche wird schon viel weniger gegessen. Auch sollte die Kost fettarm und ballaststoffhaltig sein. Auf Süßwaren und Genussmittel wird bereits verzichtet. Empfehlenswert ist auch, schon in der letzten Woche vor dem Fasten, jeweils vor dem Mittagessen, eine halbe Tasse Gemüsesaft schluckweise, gut durchgespeichelt, zu trinken. Praktischerweise kann man dazu Fertigsaft aus dem Reformhaus nehmen.

Darmreinigung
Vor dem Fasten steht eine Darmreinigung an. Wenn der Darm leer ist, gibt es kein Hungergefühl. Das leere Verdauungsorgan sendet keine „Hungerhormone" mehr ans Gehirn. Generell gilt, dass man während der Fasten-Kur jeden zweiten, spätestens jeden dritten Tag für eine Darmentleerung sorgen sollte. Mehr dazu auch im Kapitel 7, „Verstopfung: Darmentleerung". Zu welcher Methode der Darmreinigung man sich entschließt, ist eine persönliche Entscheidung. Jeder Mensch reagiert anders auf die nachfolgend vorgestellten Möglichkeiten. Bei manchem funktioniert der Darm auch ganz ohne Nachhilfe.

Organisatorische Vorbereitungen

Entfernen Sie alle Gifte wie Naphthalin haltige Mittel (z.B. Mottenkugeln), Fliegenspray, Luftreiniger im WC und so weiter (Man erkennt diese Gifte unter anderem an ihrem strengen, intensiven Geruch) aus Ihrer Wohnung und lüften Sie dann kräftig durch!

Entsafter

Für frische Säfte besorgen Sie sich einen Entsafter oder ein Küchengerät, mit dem Saft gewonnen werden kann. Hier gibt es viele unterschiedliche Geräte – in jeder Preisklasse. Wenn Sie den Entsafter auch in Ihrem Alltag immer wieder verwenden möchten, kaufen Sie sich etwas Besseres. Vielleicht können Sie sich das Gerät aber auch in Ihrem Freundeskreis für die Fastenwochen ausleihen? Entsafter besitzen eine schnell rotierende Raspelscheibe, die das Gemüse aufreißt. Der Trester landet in einem kreisrunden Gattersieb, der Saft wird hindurchgedrückt. Saftpressen raspeln nicht, sondern pressen das etwas kleiner geschnittene Gemüse durch eine rotierende, sich verjüngende Presse, die den Saft herausquetscht. Trester und Saft werden durch zwei getrennte Ausgüsse gleichzeitig ausgeworfen.

Am schonendsten sind Entsafter neueren Typs, mit einer starken Schnecke, sehr niedrigen Umdrehungszahlen (U/Min) und einem sehr feinporigen Sieb. Bei fertigen Gemüsesäften achten Sie bitte auf die Bezeichnung „Breuss-Gemüsesaft". Hersteller im Kapitel 14, Einkaufen für das Breuss-Fasten. Verschiedene Drogeriemarktketten führen den Saft. Auch in vielen Bio- und Naturkostläden sowie Reformhäusern ist er erhältlich.

Küchenutensilien und Aufbewahrungsbehälter

Außerdem brauchen Sie einige **unterschiedlich grosse Thermoskannen**, z.B. 2 (3) x 1,0 Liter, 1 x 0,5 Liter oder 2 x 0,3 Liter. Die Literflaschen sind für die Salbei-Teemischung und den Spezialtee (sowie für den Gemüsesaft). Die 0,3-Liter-Flaschen nehmen zur Arbeit oder auf Reisen Ringelblume- und Storchenschnabeltee auf. Bei Tees, die kalt getrunken werden sollen, legen Sie den Flaschenstöpsel einfach nur lose auf; der Tee kühlt dann recht rasch aus.

- **Trichter** für das Befüllen der Thermoskanne (Marmeladentrichter besitzen eine deutlich größere Öffnung, der Tee fließt schneller durch und Sie können leichter kontrollieren, wann die Kanne voll ist.)
- **Messbecher**, 1 x 1 Liter mit Skaleneinteilung, 3 x 0,25 Liter mit Milliliter-Skaleneinteilung (u.a. 150 ml): 2 zum Aufbrühen, 1 zum Abmessen. Wenn Sie in einer Tasse mit einem Teenetz Tee aufbrühen, wird die Teemenge zu klein, da Teenetz und Tee, insbesondere bei Ringelblume, viel zu viel Volumen verbraucht. Messbecher mit 0,25 Liter Fassungsvermögen hingegen sind ideal zum Aufbrühen von Ringelblume und Storchenschnabel: Tee einfach offen überbrühen, ohne Netz, und nach der Brühzeit durch ein Teesieb umgießen in die Tassen oder Flaschen.
- **Feinmaschige Siebe** (Teesieb und Küchensieb für den Gemüsesaft)
- **Teenetze** aus Naturfasern – evtl. 1–2 Stück
- **Küchenwaage** mit Grammanzeige und Taraspeicherung

Einkaufen der Tees und der anderen Zutaten

Gehen Sie mit der Einkaufsliste (Kapitel 14) zur Apotheke. Meist gibt es die Teesorten für die Breuss-Kur nur dort, manche auch im Reformhaus. Sollten einzelne Sorten nicht lagernd sein, können Sie sie bestellen. Nach spätestens drei Tagen müssten sie abholbereit sein. Der eine oder andere Tee ist rezeptpflichtig. Ich hatte aber bisher keine Probleme, ihn zu besorgen (Für eine 6 wöchige Breuss-Kur ist mit insgesamt 100 bis 120 Euro für die Tees zu rechnen). Mischen Sie die Tees selbst (gemäß Kapitel 10), dann wissen Sie, was in der Mischung wirklich drin ist.

- **Nierentee**, die Mischung muss nur für die ersten drei Wochen reichen,
- **Salbeitee**, bei diesem Tee kann man ruhig eine größere Menge mischen, denn diese Tee-Mischung ist eines der beiden Hauptgetränke der Kur, und sollte darüber hinaus ein Leben lang getrunken werden,
- **Tee-Spezialmischung**, auch bei diesem Tee kann man ruhig eine größere Menge als Vorrat mischen, denn diese Tee-Mischung ist das andere Hauptgetränk der Kur.

Beim Mischen können Sie beispielsweise so vorgehen, wie ich das bei der Tee-Spezialmischung im Kapitel 10 beschreibe. Als Aufbewahrungsgefäße haben sich Tupperware oder gut schließende Glasbehälter (z.b. Marmelade- oder Gurkengläser) und ähnliche Behälter bewährt. Beschriften Sie anschließend die von Ihnen selbst gemischten Tees. In der Anlage finden Sie Tee-Etiketten, die Sie kopieren und auf die Behältnisse kleben können. Gemüse kaufen Sie laut Einkaufsliste, Kapitel 14, in der vorgeschlagenen Menge (Einkauf/ Vorrat) in Verbindung mit der von Ihnen geplanten Fasten-Dauer möglichst in Bio-Qualität. Alternativ dazu besorgen Sie sich die entsprechende Menge „Breuss-Gemüsesaft". Das sind pro Fastentag 0,5 Liter.

Außerdem sollten Sie Ihren Blutdruck während der Kur mit einem Blutdruckmessgerät überwachen. In aller Regel fällt der Blutdruck beim Fasten. Bei zu niedrigem Blutdruck kann Ihnen Ihr Arzt „etwas verschreiben". Basteln Sie, wenn Sie möchten, gemäß Vorschlag in der Anlage das „Kontroll- und Belohnungsmaß".

Kopieren Sie den Tageszeitplan (in Anlage), wenn möglich etwas vergrößert, und platzieren ihn an Ihrem Essplatz, in der Küche oder im Bad – wo immer er Ihre Motivation und Ihr Gedächtnis effektiv unterstützt. Am Vorabend der Kur bereiten Sie als erstes für die Kur 1,5 Tassen Nierentee (Kapitel 10). Den Tee aber noch nicht trinken, denn damit fängt das Fasten am nächsten Morgen an.

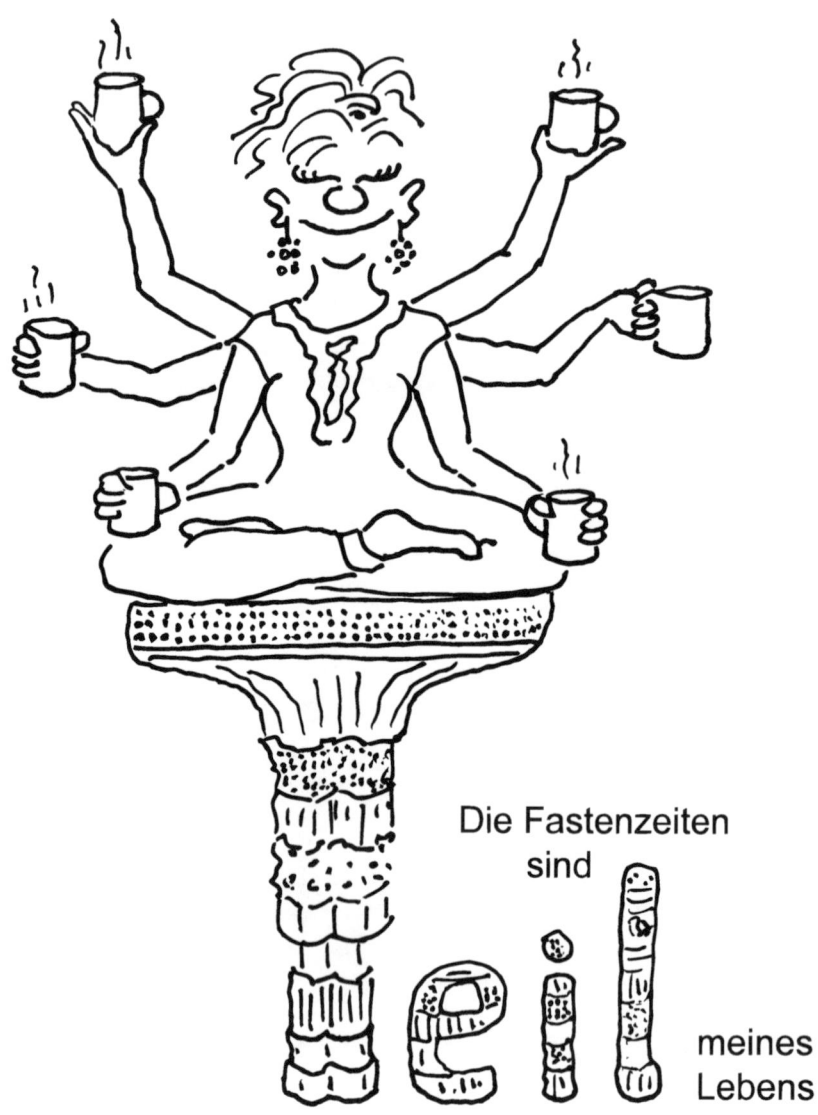

Die Fastenzeiten sind **Teil** meines Lebens

Mahatma Gandhi

Kapitel 7
Während des Fastens

Die Fastenzeiten sind Teil meines Wesens.
Ich kann auf sie ebenso wenig verzichten wie auf meine Augen.
Was die Augen für die äußere Welt sind, das ist das
Fasten für die innere.

Mahatma Gandhi

Ärztliche Begleitung

Vorhin haben wir gelesen, dass es unerlässlich ist, sich zumindest vor jedem längeren Fasten ärztlich untersuchen zu lassen. Der Arzt stellt fest, ob Sie das Fasten aus gesundheitlichen Gründen durchführen können oder nicht oder ob Sie nur in Begleitung eines erfahrenen Fastenarztes fasten sollten. Gibt Ihr Arzt grünes Licht, bleibt es dann Ihnen überlassen, ob Sie die Breuss-Kur selbst, unter Aufsicht eines Arztes oder in Zusammenarbeit mit einem anderen Mediziner machen wollen, oder nicht. Manchmal ist es schwer, einen Arzt zu finden, der bereit ist, Sie während des Fastens zu begleiten.

Ratschläge, Gebote und Verbote
Was Sie machen sollten:

1. Während des Fastens ist keine Bettruhe erforderlich, im Gegenteil, arbeiten lenkt vom Essen und von anderen Genüssen ab.
2. Behalten Sie Ihren Blutdruck im Auge.
3. Falls Ihnen der Gemüsesaft mal echt „zum Halse raushängt", so zwingen Sie sich nicht, ihn unbedingt trinken zu wollen. Lesen Sie den Abschnitt „Wenn der Gemüsesaft nicht schmeckt", Kapitel 9.
4. Durch das reichliche Trinken von Tees, die Säfte und Suppen, ist der Durst nach reinem Wasser meist gering. Andere Fastenkuren, wie FX-Mayer- oder Buchinger-Fasten empfehlen das Wassertrinken ausdrücklich. Breuss spricht in seinem Buch, der Originalausgabe von 1990, das Wassertrinken nicht an. Er empfiehlt vielmehr, von den Tees so viel man möchte zu trinken, je mehr desto besser. Hat man wirklich Lust auf Wasser, sollte man sich für beste Qualität entscheiden, also klares Quellwasser oder stilles Mineralwasser (Mehr zu gutem Wasser in Kapitel 12)
5. Bei einer möglichen Verstopfung kann man sich leicht selber helfen: Kapitel 7, „Verstopfung: Darmentleerung".

Was Sie machen müssen:
1. Während des Fastens ganz wichtig: Viel Bewegung an frischer Luft! Das hilft dem Kreislauf und macht gute Laune. Wir laufen z.b. 3 x pro Woche, während der Fastenzeit etwas langsamer als sonst. Oder gehen Sie möglichst täglich Nordic Walking. Setzen Sie für einen strammen Spaziergang rund eine Stunde an. Beim Sport reicht täglich eine halbe Stunde.
2. Die Kur langfristig in den Kalender eintragen. In der Fastenzeit versuchen, so wenig Abendtermine wie möglich einzuplanen. Abends ist man müde und man friert. Besser ist es, sich in dieser Zeit abends zu Hause in eine warme Decke einzukuscheln, einen Tee zu trinken und früh ins Bett zu gehen.
3. Über das Fasten lesen, denn der Kopf macht mit. Wenn man versteht, was im Körper passiert, und wie man sich damit Gutes tut, geht das Fasten leichter.
4. Wichtig ist es, die Breuss-Kur richtig zu machen. Dazu halten Sie gerade das richtige Buch in Ihren Händen. Gratulation zum ersten Schritt!
5. In der Gruppe fasten ist leichter. Ich faste mit meinem Mann Roland und meiner Freundin Dagmar. Zusammen macht es mehr Spaß, wir teilen uns die Höhen und die Tiefen des Fastens. Unsere Fastengruppe hat sich über die Jahre erweitert, Freunde und Bekannte fasten zeitgleich mit. Auch wenn wir uns nicht täglich sehen, „geteiltes Leid ist halbes Leid".
6. Mehr zur Breuss-Kur auf www.breuss-kur.de und Breuss-Kur auf „Facebook". Wir fasten meist Ende Februar bis Mitte März gemeinsam - machen Sie doch einfach das nächste Mal mit!

Was Sie nicht machen sollten
1. Rauchen.
2. Oft wird die Frage aufgeworfen, ob man z.B. neben dem Fasten vielleicht etwas Brot, Honig, Eier oder Gemüse essen dürfte. Klare Antwort: NEIN! Der kleinste Bissen erzeugt und fördert das Hungergefühl.

Während des Fastens ganz normal arbeiten?

JA, lassen Sie mich ein Beispiel berichten: Von einem mir persönlich bekannter Vertreter weiß ich, dass er während der Breuss-Kur seinen normalen 12-Stunden-Arbeitstag, bewusst oder unbewusst, auf durchschnittlich 15 Stunden erweitert hat, ständig bei Kunden, und solchen die es werden wollten, unterwegs war, und sich trotzdem nicht gestresst fühlte. Ihm machte seine Arbeit während der Breuss-Kur ganz einfach Spaß. Er war besonnen, ruhig, konzentriert und arbeitete effektiv und zielgerichtet. Von Ablenkung oder Arbeitsminderung durch das Fasten keine Spur.

Und wie machte er das mit den Säften und Tees? Genau so, wie ich das unter „Während des Fastens unterwegs/„auf Arbeit" und „Während des Fastens auf (Kurz-)Reise" empfehle. Bei Kundenbesuchen wurde er des öfteren zu einer Tasse Kaffee oder Tee eingeladen, wie das so üblich ist bei Kunden- oder Geschäftspartnergesprächen. Da zog er dann seine Thermosflasche aus der Tasche, nahm seinen eigenen Tee, nämlich die Tee-Spezialmischung oder den Salbeitee, und schon kam das Gespräch auf das Breuss-Fasten.

Während des Fastens unterwegs oder „auf Arbeit"

Um sich tagsüber möglichst unabhängig und frei bewegen und arbeiten zu können, werden Saft und Tee in der Früh (bzw. am Abend) vorbereitet und in passenden Behältern mitgenommen. Mein erprobter Vorschlag:

- einen kleinen Behälter (Flasche, Flachmann etc.) mit dem Volumen von max. 1/4 Liter (beim ganzen Tagesvorrat wären das 0,5 L) für den Gemüsesaft,
- einen etwa gleichgroßen für den Storchenschnabelkrauttee,
- eine etwas größere Thermoskanne für die Tee-Spezialmischung im täglichen Wechsel mit dem Salbeitee (die Kanne kann nicht groß genug sein, denn das sind ja die beiden Tee-Mischungen, von denen man so viel trinken darf, wie man will.),
- eine etwa gleich große Thermoskanne für die Zwiebelsuppenbrühe,
- Aus unserer mehrjährigen Erfahrung kann man das Fasten sehr gut in den Arbeitsalltag integrieren. Je mehr man beschäftigt ist, desto weniger denkt man daran und desto leichter fällt das Fasten, d.h. Urlaub zu nehmen fürs fasten ist unnötig. Außer man möchte einen Fastenurlaub machen!
- (Dies gilt natürlich nicht für jede Art von Arbeit! Aber Jeder kennt seine Art des Jobs und entscheidet selber!)
- Fasten funktioniert auch gut mit Familie. Unsere Kinder (derzeit 10 und 12 Jahre alt) kennen die Breuss-Kur schon lange und stören sich nicht daran, wenn Mama und Papa mal zwei Wochen nur Tee, Saft und Gemüsebrühe trinken. Die Kinder fasten natürlich nicht mit, da sie noch im Wachstum sind.

Während des Fastens auf (Kurz-)Reise
Manchmal lässt es sich nicht verhindern, dass man während der 42 Tage einige Tage (nicht einige Wochen, sonst hat man wohl den falschen Zeitraum gewählt) auf Reisen ist. Hier gilt zunächst das auf der vorherigen Seite Gesagte. Vielleicht mit folgenden Abwandlungen:

- Da der Tee in aller Regel kalt getrunken wird, kann unterwegs das tägliche Bereiten der Tees entfallen. Die für die verschiedenen Tees verwendeten Behälter müssen entsprechend größer sein, weil sie ja den Tee für mehrere Tage aufnehmen sollen.
- Bei mehr als drei, vier Tagen wird allerdings die Mitnahme der Teekräuter und der Mischungen unvermeidbar sein, damit man frischen Tee bereiten kann.
- Die Tees bereitet die Hotelküche sicherlich gerne zu. Vielleicht gibt es auch eine Möglichkeit, die Zwiebelsuppenbrühe zubereiten zu lassen.
- Auf Kurzreisen wird man auch auf fertigen Gemüsesaft zurückgreifen.

Raus an die frische Luft!
Während der Kur ist es ganz wichtig, sich viel an frischer Luft zu bewegen. Rudolf Breuss sagt dazu kurz und bündig: „Viel Bewegung an frischer Luft!" Im Herbst 2003 ist mein Vater unter die Nordic Walker gegangen und strebte es an, möglichst jeden Tag, zumindest aber fünf Mal die Woche, zu walken. Jedes Mal etwa 3 bis 4 Kilometer, und das in einer halben Stunde. Somit kamen wöchentlich rund 20 Kilometer zusammen, die etwa 2.000 Kcal verbrennen. Während der gesamten Kur summierte sich die zurück gelegte Strecke immerhin auf stolze 120 Kilometer! Daher wahrscheinlich, zusammen mit dem kraftraubenden Bau der Kräuterspirale, der doch recht hohe Gewichtsverlust von 20,0 kg bei ihm. Nordic Walking ist ein wirksames Ganzkörpertraining bei dem zusätzlich die Bauch-, Brust- und Armmuskulatur beansprucht und trainiert wird. Allerdings muss hier festgehalten werden, dass Nordic Walking eine technische Disziplin ist, und es darauf ankommt, die Stöcke richtig einzusetzen. Eine Grundausbildung in dieser Technik ist unumgänglich, weil Nordic Walking sonst mehr schadet als nützt. Fragen Sie wegen einer solchen Ausbildung beispielsweise im Sportgeschäft nach. Man wird Ihnen weiterhelfen können. Oder schauen Sie im Internet unter www.walking.de. Dort werden immer wieder Aus- und Weiterbildungsmöglichkeiten angeboten.

Selbst bei relativ niedrigem Tempo erhöhen sich durch die richtige Armarbeit Herzfrequenz und Energieumsatz, so dass der Kalorienverbrauch gegenüber dem normalen Walking um 40% steigt. Weitere Vorteile sind die Entlastung der Rücken-, Knie- und Fußgelenke. Auch Muskelverspannungen im Schulter und Nackenbereich können durch Nordic Walking, die passenden Stöcke und deren richtiger Einsatz gelöst werden.

*Fasten führt zu einer tiefen Verbundenheit mit sich selbst,
mit den anderen Menschen und mit der Natur, deren Luft wir atmen,
deren Wasser wir trinken, die uns ernährt, von der wir also leben.
Aus dieser tiefen Verbundenheit mit allen und allem wächst
die Bereitschaft, sich für Gerechtigkeit, Frieden und Bewahrung
der Schöpfung einzusetzen.*

Niklaus Brantschen

Die Sache mit den Endorphinen

Bei der Breuss-Kur werden – wie bei anderen Fastenkuren auch – nach etwa drei bis vier Tagen Endorphine[1] und Serotonin[2], freigesetzt. Diese bewirken, dass man sich während des Fastens rundum wohl fühlt und keinerlei Hunger verspürt. Fasten braucht Geduld. Nach drei bis fünf Tagen soll der segensreiche Ketonstoffwechsel für das euphorische „Fasten-High" sorgen – und die von Forschern belegte angstmildernde und antidepressive Wirkung auslösen, vergleichbar mit dem Effekt wirksamer Psychopharmaka. Dies ist eine sinnvolle evolutionäre Anpassung, um in Hungerperioden leistungsfähig zu bleiben und bei der Nahrungssuche nicht zu verzagen. Das Erlebnis, dass gegebenenfalls bisher ausgehaltene Schmerzen während des Fastens nachlassen, erhellt auch die Stimmung.

Durch den völligen Verzicht auf feste Nahrung während einer Kur verbraucht der Körper seine angelegten Nahrungsreserven. So findet er Ruhe und Gelegenheit, sich von Ballast zu befreien. Dies wird durch eine regelmäßige Darmreinigung verstärkt. Nicht nur der Körper erholt sich während einer Fastenkur. Auch der Kopf. Die Gedanken werden klarer. Während des Fastens durchläuft der Körper einen Prozess des Stressabbaus und der Öffnung für neue Perspektiven und eine andere Sichtweise der Dinge. So gehen viele Menschen nach einer Fastenkur gelassener und entspannter mit den Dingen des Alltags um. Oft entwickeln Menschen, die gefastet haben, ein gesünderes Verhältnis zum Essen, da es durch den Verzicht einen höheren Stellenwert bekommt. Was die Glückshormone bei Fastenden ganz konkret bewirkt haben, können Sie den Berichten im Kapitel 5 entnehmen.

---

1. Endorphine sind vom Körper selbst produzierte Morphine, die schmerzlindernd bzw. schmerzunterdrückend wirken. Das Endorphinsystem wird unter anderem in Notfallsituationen aktiviert. Wegen der Endorphinausschüttung verspüren manche schwer verletzten Menschen zunächst keine Schmerzen.
2. Serotonin ist ebenfalls ein Glückshormon. Es ist nur in wenigen Lebensmitteln direkt enthalten. Meistens wird es erst im Gehirn aus Tryptophan gebildet. Neue Untersuchungen zeigen, dass Serotonin auch in der Lage ist, bestimmte Krebszellen zur Selbstzerstörung anzuregen.

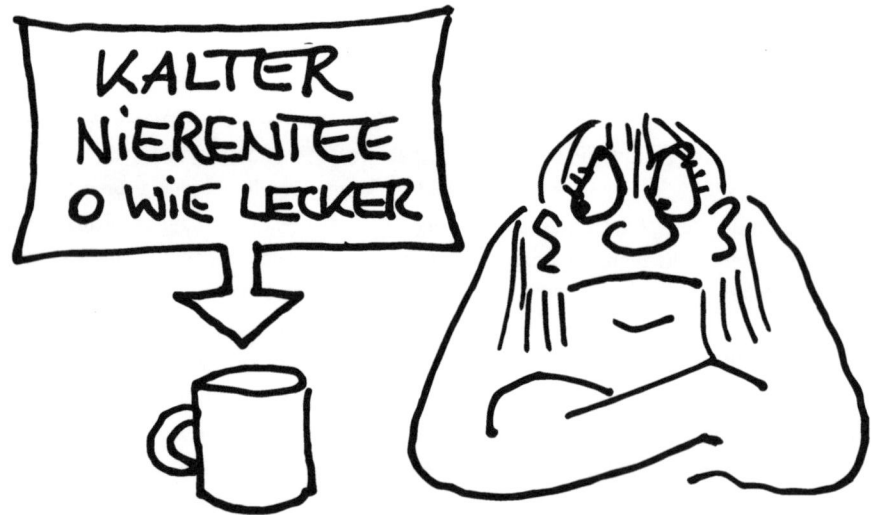

Die Fastenkrise
Irgendwann während des Fastens trifft sie fast Jeden – die Fastenkrise. Deshalb ist es wichtig, vorbereitet zu sein und zu wissen, was die plötzlich auftretenden Beschwerden bedeuten. Wenn man z.b. in den ersten Fastentagen unter Kopfweh leidet oder während des Fastens Herzklopfen oder Kälteschauer bekommt. Grundsätzlich sind dies alles **positive Zeichen der Entgiftung**, trotzdem verunsichern sie beim ersten Mal Fasten fast Jeden. Manche beenden die Kur dann leider vorzeitig, aus Angst, dem Körper eventuell zu schaden.

Halten Sie durch! Es lohnt sich! Trinken Sie bewusst noch einige extra Tassen Tee, gehen Sie an die frische Luft, machen Sie Bewegung oder entspannen Sie. Die Kopfschmerzen können vom **Koffeinentzug** kommen. Deshalb ist es ratsam, schon einige Tage vor dem Fastenbeginn auf Koffein zu verzichten. Sobald sich der Körper umgestellt hat, nach ca. 2–3 Tagen, verschwinden die Kopfschmerzen von selbst. Manche klagen in der Fastenmitte oder zum Ende hin über starkes **Sodbrennen.** Wenn das Sodbrennen zu stark wird, behelfen Sie sich mit einer Rennie. Tipps, das Sodbrennen durch Glaubersalz oder Salz trinken, zu beenden, haben sich als falsch erwiesen. **Zweifel, Unruhe, bleierne Müdigkeit** und die Frage: Was habe ich mir da angetan? sind absolut üblich. Sie sind Folgen der Umstellung des Stoffwechsels auf Autopilot. Der Körper braucht etwas Zeit, sich auf die „Ernährung von innen, aus sich selbst heraus" einzustellen. Das bedeutet zuerst einmal Stress. Schon nach einem Tag ohne Nachschub sind die Zuckerreserven in der Leber aufgebraucht – Stresshormone wie Adrenalin und Cortisol durchfluten für kurze Zeit den Körper. Geringfügig behilft sich das System jetzt mit Eiweiß aus Verdauungstrakt und Muskulatur. Dann geht es allerdings schnell an die Fettspeicher.

Bereits nach 15 Stunden beginnt der Fettabbau in den Speichern und deren Umbau in der Leber. Es entsteht daraus eine ganz besondere Art von Brennstoff, die "Ketone". Sie beteiligen sich jetzt – anstelle von Glukose aus der Nahrung – an der Energieversorgung von Herz und Hirn. Wie neueste Studien belegen, sind sie die Ketone Supertreibstoffe, auch für das Gehirn. Sie schützen Nervenzellen und steigern die Produktion von „neurotrophen Faktoren", die für Lernen und Erinnern entscheidend sind.

Der 35ste Tag
Für längere Fastenvorhaben, wie die 42-tägige Breuss-Kuren, ist etwa der 35. Tag ein typischer Krisentag. Alles ist einem zuwider:

- immer derselbe Saft,
- immer dieselben Tees,
- immer dieselben Weißdorntropfen,
- immer dieselbe Zwiebelsuppenbrühe!

Dies muss nicht so sein – aber es kann so sein. Deshalb sollten Sie darauf vorbereitet sein. Also wichtig: Kurz vor dem Fasten-Ende kommt der 35ste Tag! Da heißt es unbedingt: **Durchhalten!** Wenn Saft und Tee nicht mehr schmecken, finden Sie Hilfe in Kapitel 9 und 10.

Verstopfung? – Darmentleerung
Definition der Verstopfung
Wann man von Verstopfung (Obstipation) spricht, ist im Einzelfall schwer abzugrenzen, denn die Häufigkeit des Stuhlgangs ist individuell sehr verschieden. Stuhlentleerung von dreimal am Tag bis zu dreimal pro Woche gelten als normal. Sind es weniger als dreimal pro Woche spricht man von Verstopfung. Ebenso, wenn der Stuhl sehr hart ist und nur durch sehr starkes Pressen abgesetzt werden kann.

Stuhlgang beim Fasten
Durch die Saftkur, sagt Breuss, wird der Pfortaderkreis so angeregt, dass vieles, was im Darm noch zu verwerten wäre, fast zur Gänze in den Körper aufgenommen wird. Deshalb kann es vorkommen, dass man über mehrere Tage keinen oder kaum Stuhlgang hat, dabei aber beschwerdefrei bleibt. Nichtsdestotrotz sei es wichtig, dass Stuhl und Urin gut abgehen, so dass die Abbaustoffe nicht zu lange im Körper bleiben und Vergiftungserscheinungen hervorrufen können. Wird der Darminhalt nicht so schnell wie möglich nach außen transportiert, können sich Giftstoffe im Körper stauen und werden nach und nach durch die Darmschleimhaut wieder ins Blut aufgenommen. Normalerweise kann man seinen Darm durch eine ballaststoffreiche gesunde Ernährung und durch viel Trinken fit halten. Beim Fasten jedoch fehlen dem Körper die Ballaststoffe. Daher benötigt der Darm beim Fasten ein wenig Unterstützung.Generell gilt, dass spätestens jeden dritten Tag während der Kur eine Darmentleerung stattfinden sollte! Mit welcher der nachfolgenden Methoden dies geschieht, wenn der Darm nicht von selbst arbeitet ist individuell: Jeder Mensch reagiert anders. Steht die Darmentleerung an, so rät Rudolf Breuss:

- Einläufe machen mit Kamillentee,
- oder man trinkt leichten Abführtee,
- oder man schiebt feste Butter in den Darm.

Ich füge hinzu:
- ein Glas Sauerkrautsaft hilft meist auch schon
- oder Sie probieren das Naturprodukt Cassia Fistula.

Die ärztliche Kontrolle in der Fastenmitte
Bei längeren Fastenkuren empfiehlt es sich, nach der einführenden Untersuchung vor dem Fasten, eine Untersuchung in der Fasten-Mitte zu machen. Dies ist ab drei Wochen Fasten anzuraten. Wenn immer möglich sollte der Arzt, der auch schon die Werte vor dem Fasten genommen hat, und der die Werte nach dem Fasten nehmen soll, auch diese Untersuchung vornehmen. Hintergrund ist der, dass die Labore unterschiedliche Blutwerte angeben. Die Werte schwanken unter den Laboren durchaus im Bereich von 3 bis 4 Zehnteln, was sich durchaus bemerkbar macht, und ggf. zu falschen Schlüssen führen kann. Gehen Sie immer zum selben Arzt, so bestimmt auch immer dasselbe Labor Ihre Werte. Irritationen werden so vermieden.

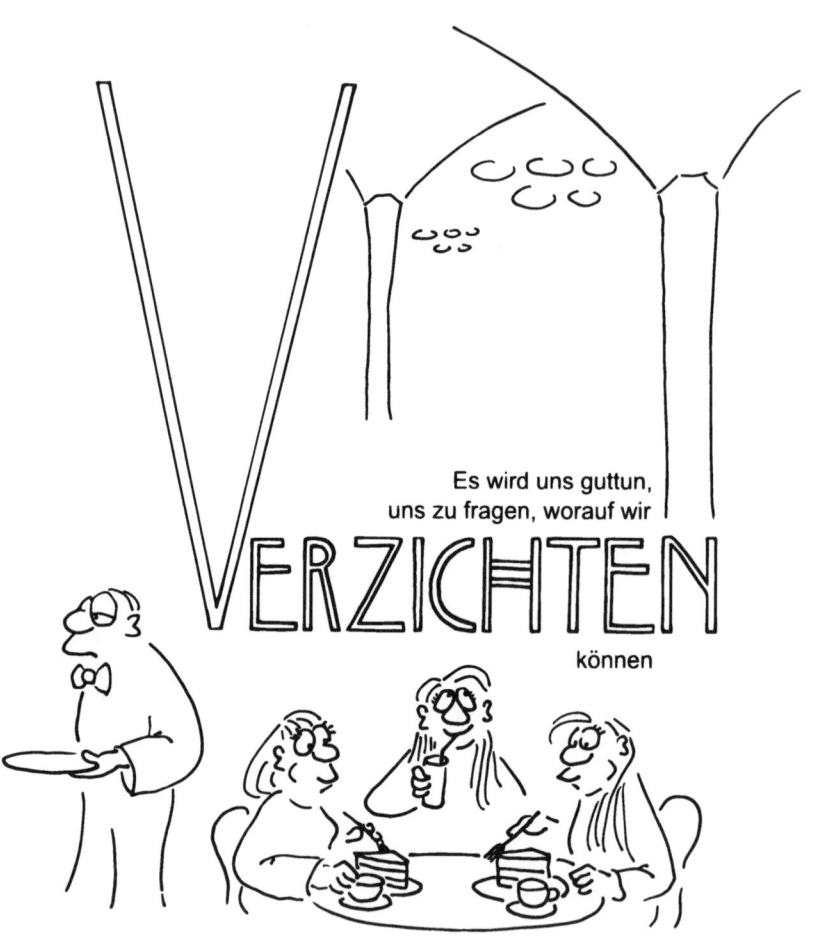

Papst Franziskus zur Fastenzeit

Kapitel 8
Nach dem Fasten

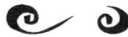

Das Fastenbrechen
Morgens: Tees trinken, wie während der Kur zuvor
Mittags: 1 Apfel oder eine Schale Kompott, gut kauen, jeden Bissen genießen
Nachmittags: einen zweiten Apfel oder Kompott,
Abends: Gemüse-, Kartoffel-, Reis- oder Haferschleimsuppe mit Kräutern gewürzt, ohne Salz. Oder die tägliche Zwiebelsuppe, dieses Mal mit der Zwiebel, Karotten, Kartoffel.

Die Aufbautage

1. Aufbautag (700 Kalorien / 2930 Joule)
Frühstück: Kräutertee, 1 Apfel, 2 Scheiben Knäckebrot, 50 g Quark
Mittags: Frischsalat, Karotten- oder Sellerierohkost, Kartoffelbrei oder Reis (1 Löffel), 200g Dickmilch
Nachmittags: Tee mit Zitrone
Abends: 2 Äpfel, 5 g Butter, 50 g Quark, 1 Scheibe Knäckebrot und Tee.

2. Aufbautag (1000 Kalorien / 4186 Joule)
Frühstück: 1 Apfel, 5 g Butter, 2 Scheiben Knäckebrot, 1 Tasse Buttermilch
Mittags: Frischsalat, Spinat mit Kartoffelbrei, als Nachtisch Joghurt
Nachmittags: Tee
Abends: Obst, 1 Scheibe Vollkornbrot, 5 g Butter, 2 Tomaten, Radieschen, Buttermilch.

3. Aufbautag (1100 Kalorien / 4604 Joule)
Frühstück: Müsli, 5 g Butter, 1 Scheibe Vollkornbrot, 1 Orange und Tee
Mittags: Rohkostplatte, Pellkartoffeln und Kräuterquark
Nachmittags: 1 Tasse Buttermilch
Abends: Obst, Reis oder Haferflockenbrei, Joghurt, 1 Scheibe Knäckebrot, 1 Esslöffel Hüttenkäse, Tee

4. Aufbautag (1200 Kalorien / 5023 Joule)
Frühstück: kleines Müsli, 5 g Butter, 2 Scheiben Knäckebrot, Joghurt oder Buttermilch
Mittags: Obst, Rohkostspeise, Gemüse und Quarkbeilage
Nachmittags: Obst
Abends: Mischsalat, Vollkornbrot, Quarkaufstrich, Kräutertee.

5. Aufbautag (1500 Kalorien / 6279 Joule)
Frühstück: Müsli, 5-10 g Butter, 2 Scheiben Knäckebrot, Tee
Mittags: Rohkostplatte, Omelett mit Pfifferlingen, Quarkspeise als Nachtisch
Nachmittags: Obst
Abends: 10 g Butter, 50 g Frischkäse, Radieschen oder Rettich, Pellkartoffeln und Tee.

Nach 8 Tagen leichter vegetarischer Kost Übergang zu eiweißreicherer Ernährung.

Direkt nach dem Fastenbrechen
- Schenken Sie dem Übergang vom Fasten zum Essen und natürlich dem richtigen Essen nach dem Fasten besondere Aufmerksamkeit.
- Nach dem Fasten sollte man mit dem Essen langsam und salzarm beginnen.
- Sowohl bei kürzerem, auf jeden Fall aber beim Fasten über 42 Tage sollte man noch weitere zwei bis vier Wochen etwa 1/16 Liter (etwa eine halbe Tasse) Gemüsesaft pro Tag schluckweise vor den Mahlzeiten zu sich nehmen. Aufgrund der geringen Menge eher Fertigsaft (der Aufwand des selber Pressens lohnt wohl kaum).
- Zusätzlich kann man, nach einer längeren Fastenkur, zum Aufbau dreimal täglich je einen Löffel Bio-Strath-Aufbau-Präparat einnehmen oder dreimal täglich zwei Bio-Strath-Aufbau-Hefetabletten. Dieses Bio-Aufbaumittel kann man unbedenklich über einige Monate nehmen. Bezugsquelle: Siehe Einkaufszettel.
- Zum Nachlesen über die Gründe für den richtigen Aufbau: zum Beispiel das Buch „Richtig essen nach dem Fasten" von Dr. med. Helmut Lützner.

Wussten Sie beispielsweise, dass Ihr Körper während des Fastens über 42 Tage die Produktion von Magensäften komplett eingestellt hat? Um nicht massive Probleme mit der Verdauung zu bekommen, gilt es wirklich sorgfältig und geduldig aufzubauen.

Richtig essen nach dem Fasten
Im Anschluss an das Fasten sollte es gelingen, einiges aus der intensiven Fastenphase in den Alltag „hinüberzuretten", z.B.
- einen Fastentag pro Woche einlegen
- ab und an dinner cancelling – regelmäßige nächtliche Fastenperioden von 12–16 Stunden Länge (z.B. von 18 Uhr abends bis 10 Uhr in der früh) verbessern die Zellerneuerung, entgiften und vermindern das Krebsrisiko.
- Gemüse sowie ballaststoffreiche Ernährung in den Speiseplan integrieren
- auf gesunde Nahrungsmittel achten
- nicht zu spät Abend zu essen
- bei Stress darauf achten, Magen und Darm nicht zu überlasten
- das Essen stets gut kauen – sich Zeit nehmen, langsam essen und genießen. Das schont den Darm und ist ein wesentlicher Beitrag zu gesunder Ernährung.
- begleitend dazu ausreichend Bewegung im Freien, Wandern oder Nordic Walking, Radfahren oder Schwimmen.
- Stress vermeiden. In Stressphasen eher weniger essen.
- Tipps für eine grundlegende Ernährungsumstellung finden Sie in Kapitel 13

Die ärztliche Kontrolle nach dem Fasten

Rund vierzehn Tage nach dem Fasten lassen Sie sich wieder Blut „abzapfen", damit die Blutwerte fortgeschrieben und ausgewertet werden können. Gehen Sie zu dem Arzt, der Sie schon vor und dann auch in der Mitte des Fastens untersucht hat. Besprechen Sie das Ergebnis mit ihm, wenn die Laborwerte vorliegen.

Aus Papas Kurtagebuch

Zeitraum	Ereignis / Bemerkungen
3 Tage vor der geplanten Kur	Das Breuss-Buch als Grundlage für das Fasten durchgearbeitet. Dabei festgestellt, dass es inhaltlich schlecht sortiert oder aufbereitet ist. Man findet hier etwas ganz Wichtiges und dort, einige Seiten weiter, etwas genauso Wichtiges, allerdings versteckt als Nebensatz oder in einem Dankschreiben. Und so arbeite ich das Buch gleich zweimal durch, mache mir laufend Notizen und bringe, so sehe ich das, Ordnung ins schriftstellerische „Chaos".
	Parallel laufen Tests mit dem Entsafter. Das erste Modell zeigt Schwächen und wird ersetzt. Ein formaler Einkaufszettel entsteht (nach dem Motto „Liste machen"). Vorn dran stehen all' die Dinge, die nicht vor Ort unbedingt vorrätig sind, beispielsweise die vielen verschiedenen Tees. Ich schaue mich um in der Stadt, wo ich das Gemüse möglichst als Bio-Gemüse erhalte, denn Fertigsaft kommt für mich nicht in Frage. Ich will frischen Saft und mich beim Entsaften und auch beim Teekochen mit der Kur beschäftigen und immer wieder neu motivieren. So vergehen die Tage im Flug und schon ist der Vorabend der Kur angebrochen.

Zeitraum	Ereignis / Bemerkungen
Kurz vor der Kur	Habe ich alles zusammen? Alle Tees? Die präzise Küchenwaage und, für spezielle Tees, wo es um 1, 2 oder 3 Gramm geht, die Briefwaage? Die Tassen und Kannen für die verschiedenen Tees? Sind die Kannen und die Vorratsbehälter sauber beschriftet? Ist das Gemüse da? Sind die Behälter für den Gemüsesaft gefunden und vorbereitet? Der richtige, funktionierende Entsafter da? Weißdorntropfen? Zwiebeln? Gemüsebrühwürfel? Meine Frau, so spielte sich das später ein, „durfte" nur den Entsafter reinigen, weil ich ihn sonst komplett in die Spülmaschine gesteckt hätte. Und auch das „bombastische" Mittagessen lag in ihren bewährten Händen. Alles andere sollte mein Job sein und werden. Das kann ich an dieser Stelle allen Leserinnen und Lesern raten: Wenn immer möglich, machen Sie soviel wie nur irgend möglich selbst beim Fasten. Erstens lenkt es ab, und zweitens identifiziert man sich mit der Kur. Gerade, wenn sie länger dauern soll. Das halte ich für sehr wichtig. Habe ich auch für den Notfall vorgesorgt: Zitronensaft? Sauerkrautsaft? Diese Frage ist rein hypothetisch, denn den Tipp mit dem Zitronen- und dem Sauerkrautsaft habe ich leider erst nach der Kur im Breuss-Buch gefunden!
Die ersten 3 Tage	Alles ist neu für mich: Das eigenhändige Teekochen in der vorgesehenen Vielfalt und auf Vorrat für einen ganzen Tag, das fehlende Frühstück, das ungewohnte „Mittagessen", und das fehlende Abendessen. Täglich rund 3,5 km Nordic Walking auf wunderschönen Waldwegen in der Umgebung halten mich fit und lenken ab. Das Wetter ist so, dass ich den Sport trotz Eiseskälte durchziehen kann. Größte Überraschung: Ich habe kein Hungergefühl! An den dunkelroten Stuhl (von den roten Beten!) muss ich mich nach dem ersten Schock erst gewöhnen.
Der 3. Abend	Der Blutdruck hat sich auf den Idealwert 125:75 eingependelt, trotz Weglassen des Medikamentes, das ich seit Jahren gegen den Bluthochdruck eingenommen hatte. Ein sehr guter Wert. Auch eine Überraschung für mich! Breuss hat also Recht: Die bisher genommenen Medikamente, ausgenommen Insulin bei Diabetikern, sollte man bei der 42-tägigen Kur weglassen.

Zeitraum	Ereignis / Bemerkungen
	Das Schilddrüsenpräparat, das ich 40 Jahre täglich geschluckt hatte, ließ ich weg. Wie man später sieht, mit überraschendem Ergebnis. 3 Kilo Gewicht fehlen mir am Abend. Ich bin nicht traurig. Die Körperfettwerte sind ausweislich unserer Körperfettwaage erfreulich gesunken, um 3 ganze Einheiten!
Die 1. Woche ist vorbei	Mir geht es ausgesprochen gut. Wie bei Heilfasten üblich, schüttet mein Körper wohl jede Menge Glückshormone aus (Kapitel 7, Die Sache mit den Endorphinen). Der tägliche Sport lenkt ab und ich plane den Bau einer Kräuterspirale im Garten. Man muss ja was tun. Die Infos zur Spirale hole ich mir aus dem Internet.Gewichtsabnahme in der ersten Woche: 4,5 kg. Mir geht es besser, als ich es je gedacht hatte, nach einer Woche ohne feste Nahrung. Die Arbeit am PC fällt überhaupt nicht schwer, bin konzentriert und kann beides miteinander gut verquicken: Die Arbeit und das Fasten. Sogar die Freizeit muss nicht leiden. Ich habe sowohl am Montag als auch am Donnerstag den traditionellen Stammtisch besucht. Habe meine Tees halt in der Thermoskanne mitgenommen und quasi als Weinschorle (sieht auch genauso aus) getrunken.
Die 2. Woche	Es ist gut, alles selbst zu machen: Die Tees und auch den Gemüsesaft. Man wird abgelenkt. Und macht sich seine Qualität selber! Nur das „hervorragende" Mittagessen (Kapitel 11) macht mir meine liebe Frau. Der absolute Höhepunkt des Tages! Die Kräuterspirale nimmt gedanklich und auch planerisch Gestalt an. Habe vorher nicht gewusst, was eine Kräuterspirale ist. Aber wenn man künftig etwas gesünder leben will, gehört so etwas einfach in den Garten. Und sieht noch dazu gut aus! Hungergefühl? Absolut keines. Sport: JA, täglich! Abgenommen? JA, insgesamt 8,5 Kg!
Die 3. Woche	Das Fasten ist inzwischen Routine geworden. Man geht mit allen Dingen und Problemen routinierter um als zu Kurbeginn. Mit der Kräuterspirale geht es voran, der Erdaushub ist geschafft, die Drainageschicht steht zum Einfüllen an. Wir haben inzwischen April und es ist etwas wärmer geworden. Ich merke aber, dass ich mehr friere, als ich dies sonst bei diesen Temperaturen gewohnt war. Gewichtsverlust seit Kurbeginn: 14,0 kg.

Zeitraum	Ereignis / Bemerkungen
Die 4. Woche	Eine „volle" Arbeitswoche im Garten. Das Wetter macht mit und ich kann mich „warm arbeiten". Der PC und das Büro müssen etwas zurück stehen. Das schöne Wetter sollte man ja wirklich nutzen! Mir geht es weiterhin sehr gut. Auch die schwere körperliche Arbeit geht mir leicht von der Hand. Trotz aller Schufterei im Garten. Der Ausgleichssport wird nicht vergessen: Täglich 3,5 Kilometer per Nordic Walking durch den Wald. Das macht echt Spaß. Die Kräuterspirale wächst nach oben. Spiralförmig eben. Hunger? Keiner. Man glaubt es kaum. Weitere 3,5 kg abgenommen. Vielleicht liegt es am Sport plus harter körperlicher Arbeit? Bin nicht traurig, denn ich komme meinem „idealen Kampfgewicht" von 85 Kilo bei 187 Körpergröße immer näher.
Die 5. Woche	Die Bewegungsfreiheit auch außer Haus, die ich mir inzwischen verschafft habe, hat sich bewährt (siehe im Kapitel 7). Ich kann überall hingehen, an den verschiedensten Veranstaltungen teilnehmen, und am gesellschaftlichen Leben, so weit wie immer möglich, teilhaben. Ein erwähnenswerter Ausrutscher: Wir waren bei einer abendlichen Kabarettveranstaltung in einer kleinen Nachbargemeinde. Da ich dachte, man habe vortragsmäßig gestuhlt, hatte ich meine Trinkflasche(n) nicht mitgenommen. Ein Fehler. An großen Tischen fingen alle, Männlein und Weiblein, erst einmal an, große Portionen Essen aller Art zu bestellen und in aller Öffentlichkeit (!) zu verzehren. Getränke jeden Geschmacks und jeder Richtung wurden aufgefahren. Nur ich hatte nix. Ein schwerer Abend für mich. Habe aber durchgehalten. Also: Bitte an so was denken! Die Kräuterspirale geht langsam ihrer Fertigstellung entgegen. Man sieht schon, wie sie einmal werden wird. Und das Gewicht? Es geht jetzt Hundertgrammweise mal hoch und auch mal runter, alles innerhalb von zwei Kilos. Es ist ganz schön kalt geworden. Glaube ich. Doch der Blick aufs Thermometer sagt mir, dass es tatsächlich nicht kälter wurde. Ich friere nur schneller, wohl weil mir das „Fett" jetzt fehlt zum Verbrennen. So etwas kenne ich nicht, habe immer schön warme Hände. Gehabt. Bin ganz schön schlank geworden. Alle, die mich sehen, denken: Der hat wohl Krebs. Ich weiß aber: Dem war mal so. Bald nicht mehr!

Zeitraum	Ereignis / Bemerkungen
Der 35. Tag	Von jetzt an geht's bergab. Alles ist mir zuwider: • die Geschmacksnerven rebellieren • stets dieselben Tees • und der Gemüsesaft wird auch nicht besser (anfangs hatte er ausgezeichnet geschmeckt!) • immer dasselbe „Mittagessen" • keine Abwechslung • Ich will aufhören! • Ich habe einfach genug Eine richtige Fastenkrise. Da muss ich meiner lieben Frau sehr dankbar sein. Sie hat mich immer wieder bestärkt, mit der Kur weiterzumachen, sie nicht eine Woche vor dem Ende abzubrechen. Sie hatte Recht. Absolut Recht! Und ich habe es dann ja auch geschafft! Der Gemüsesaft kann durchaus schmecken. Mehr dazu in Kapitel 9.
Die letzte Woche	Die sechste Woche: Es geht wieder, ich habe den toten Punkt überwunden. Und dies, obwohl ich die Hilfsmittel dazu, die Breuss in seinem Buch versteckt hat, nicht gefunden hatte. Heute wüsste ich, wie ich mir helfen kann. Bald ist es also geschafft: Sowohl die Kräuterspirale wird fertig als auch die Breuss-Kur. Eine kleine Story am Rande, die zeigt, wie genau wir das mit dem verbotenen Essen genommen haben: Beim Bepflanzen der Kräuterspirale habe ich auch die Kräuter dorthin verpflanzt, die im Garten in anderen Beeten wuchsen, so auch den Schnittlauch. Bei einer Pflanze war ich mir nicht sicher, ob dies auch wirklich Schnittlauch ist, denn sie war fast doppelt so hoch wie normaler Schnittlauch. Ich brach einen Halm ab und wollte ein Stück davon in den Mund nehmen, um ihn zu kosten. „Halt!" rief meine Frau, „Du darfst doch nichts essen!" Und schon flog der Halm in hohem Bogen wieder aufs Beet zurück. So genau haben wir das mit dem Fasten genommen! Das Gewicht hat sich bei 85 Kg eingependelt, was einem Gewichtsverlust von insgesamt 20 kg entspricht. Mein „ideales Kampfgewicht" ist erreicht! Breuss sagt, dass man in 42 Tagen 5 bis 15 Kilos abnehmen würde. Bei mir waren es halt 20.

Zeitraum	Ereignis / Bemerkungen
Fazit nach 42 Tagen Fasten	Das Fasten war leichter, zumindest in den ersten vier, fünf Wochen, durchzustehen, als ich dies gedacht hatte. Ich fühlte mich, bis auf die letzte Woche, wohl dabei. Die während der Kur nicht eingenommenen Medikamente zur Blutdrucksenkung nehme ich auch heute nicht, weil mein Blutdruck seit dem Fasten in Ordnung ist. Gleiches gilt für die Schilddrüsenpräparate, die ich 40 Jahre lang geschluckt habe. Zum Wohle der Pharma-Industrie.
	Abgenommen habe ich insgesamt 20 Kilo, von denen allerdings in den ersten Monaten nach der Kur wieder 10 drauf waren. Dabei soll(te) es aber bleiben. Zwei Jahre nach dem langen Fasten weiß ich, dass dies bei etwas Mäßigung im Essen und Trinken (Wasser ist damit nicht gemeint) und einer Essenumstellung (siehe Kapitel 8) ohne größere Probleme möglich ist. Jetzt heißt es, sich langsam ans Essen wieder zu gewöhnen (Kapitel 8).
Die ersten 14 Tage nach der Kur	Ich weiß, dass meine ersten 14 Tage nach der Kur nicht ganz so verliefen, wie Breuss das in seinem Buche sagt. Aber Sie wollen ja wissen, wie ich die Kur gemacht habe:
	Sekundengenau um Mitternacht des 42-sten Tages – also unmittelbar nach Ende der Kur – habe ich eine Banane mit Genuss gegessen. Ich wusste gar nicht wie gut Bananen schmecken! In den nächsten Tagen und Wochen nahm ich dann leichtere Kost zu mir, d.h. ich verzehrte (noch) mehr Gemüse und auch (noch) mehr Fisch als früher. Anfangs kleinere Portionen, die aber in der zweiten Woche schon größer wurden.
	Allerdings esse ich jetzt nicht mehr soviel wie vor der Breuss-Kur. Abends sind es beispielsweise nur noch zwei Scheiben Brot gegenüber vier vor der Kur. Probleme mit der Umstellung hatte ich absolut keine. Wie wir, meine Frau und ich, nach meiner Kur unsere Ernährung umgestellt haben, steht im Kapitel 8. Und wie Sie sich künftig besser ernähren, zeige ich Ihnen – als Vorschlag oder Tipp – im Kapitel 8 und 13. 14 Tage nach der Kur habe ich mich dann ärztlich untersuchen lassen. Ergebnis: Alles in Ordnung. Man freut sich.

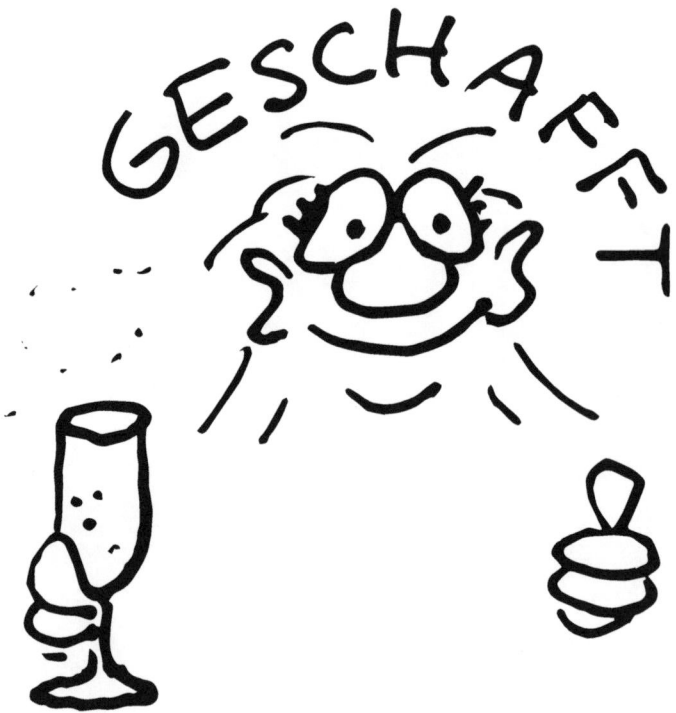

*Von zu wenig Essen, hat auf Dauer
noch keiner zugenommen.*
© Erhard Blanck, *1942, deutscher Heilpraktiker, Schriftsteller und Maler

20 Kilogramm abgenommen
Wer 42 Tage nichts isst, nimmt in aller Regel ab. Das muss nicht so sein, das war bei meinem Vater aber so. Von 105 kg vor der Kur war er runter auf 85 kg nach der Kur, bei einer Größe von 187 cm. Vier Wochen nach dem Fasten hatte er 9 Kilo wieder zugelegt. Dann hielt er dieses Gewicht in etwa, hätte aber sein Ausgangsgewicht von 105 Kg längst wieder, wenn er das gewollt hätte. Und wenn er seine Ernährung nicht umgestellt hätte, wäre dies sogar sehr schnell der Fall gewesen. Ich persönlich verliere beim Frühjahrsfasten zw. 6,5–8,8 kg, kann einiges davon auch gut halten. Es gelingt mir sehr gut, mein Gewicht zu halten, d.h. auch nach 50 kommt da nicht jedes Jahr ein Kilogramm dazu. Und das denke ich, ist wichtig, um gesund und fit älter zu werden.

*Anti-Aging: Wenn man spät den Löffel abgeben will,
muss man sich immer früh von Messer und Gabel trennen können.*
© Prof. Dr. med. Gerhard Uhlenbruck, *1929, deutscher Immunbiologe und Aphoristiker

Anti-Aging
Das National Institute of Aging im amerikanischen Baltimore konnte den Nachweis erbringen, dass sich beim Fasten Gehirnzellen ganz neu bilden, und zwar aus Hirnstammzellen. Bei Versuchspersonen verbesserte sich die Gedächtnisleistung.Fazit: Fasten könnte vor einem Abbau der Geisteskraft schützen – und sogar Alzheimer- oder Parkinson-Patienten helfen, wie im Tiermodell eindrücklich belegt. Eine der hochpotenten Ketonverbindungen soll sogar als Arznei erprobt werden. Viele weitere Tipps zu Anti-Aging im Kapitel 13.

Detox
Eines haben alle Arten von Fasten- und Detox-Kuren gemeinsam: Eine kurze Auszeit vom Schlaraffenland, in der sich unser Körper erholen kann! Und nicht selten entwickelt man während einer solchen Kur einen neuen, rundum gesünderen Lebensstil. Auch dazu mehr im Kapitel 13.

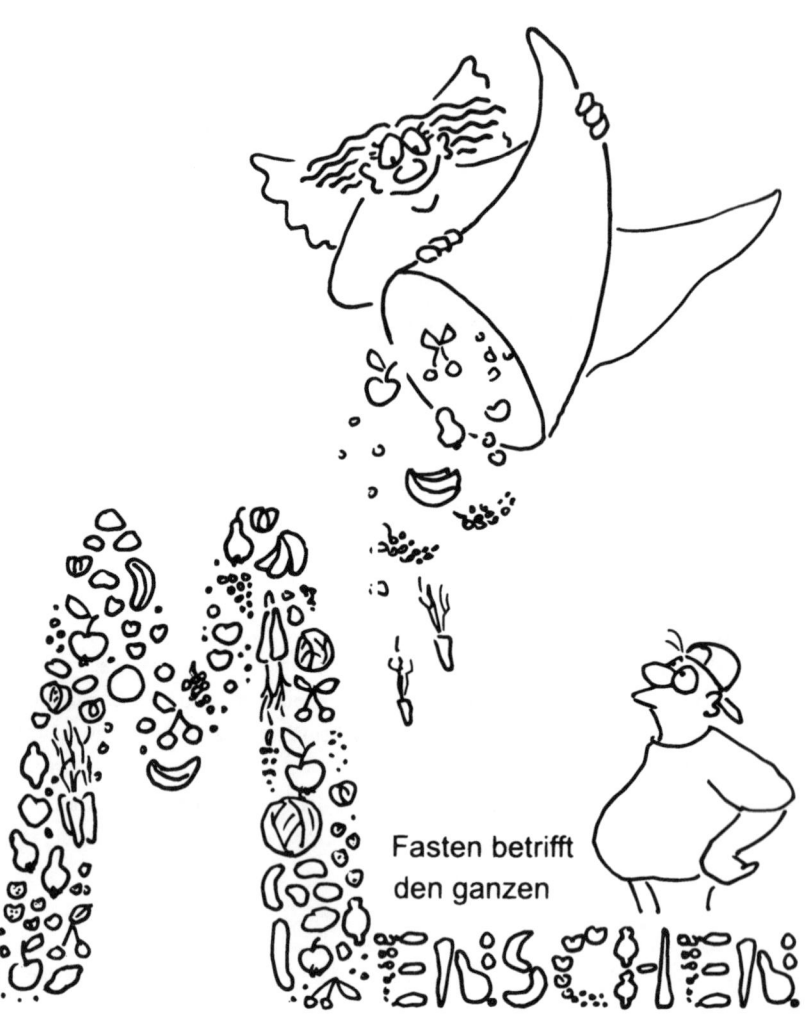

Hellmut Lützner, deutscher Arzt und Autor von Fastenbüchern

Kapitel 9
Der besondere Saft

*Fasten betrifft den ganzen Menschen,
jede einzelne seiner Körperzellen,
seine Seele und seinen Geist.*

Hellmut Lützner, deutscher Arzt und Autor von Fastenbüchern

Erster Grundpfeiler der Kur

Die Säfte sind neben den Tees der wichtigste Bestandteil des Breuss-Fastens. Nicht umsonst heißt die Kur bei Rudolf Breuss auch die Saftkur. Hier möchte ich Ihnen den Saft nahe bringen und Sie mit dessen Herstellung vertraut machen.

Der selbst gepresste Gemüsesaft
Die tägliche Saftmischung bei der Breuss-Kur besteht aus
- 300 gr. Rote Bete oder Randen bzw. Rote Rüben,
- 100 gr. Karotten, Gelbe Rüben, Möhren oder Rüebli,
- 100 gr. Sellerieknollen,
- 30 gr. Rettich,
- 1 hühnereigroße Kartoffel.

Diese Menge ergibt etwa 1/2 Liter Saft. Unbedingt zum Leben braucht man nur 1/8 bis 1/4 Liter Saft pro Tag, aber bis zu einem halben Liter darf man trinken – und sollte man meiner Meinung nach schon trinken, denn dies ist ja Ihre Nahrung. Breuss schreibt dazu: "Bis zu einem halben Liter darf man trinken, aber ja nicht müssen!" Und zur Menge des Gemüsesaftes: „Je weniger desto besser". Trinken Sie den halben Liter in zwei Portionen; einen Viertelliter am Vormittag in vielen kleinen Schlückchen und den zweiten Viertelliter am Nachmittag in ebenso vielen kleinen Schlückchen. Wenn Sie sich während der Kur mal nicht richtig ernährt fühlen, oder schwach werden, sollten Sie den halben Liter eher voll ausnutzen. Vorausgesetzt, Sie vertragen das Mehr und es geht Ihnen damit besser. Geht es Ihnen jedoch nicht besser, so sollten Sie vielleicht einen Tag mit dem Gemüsesaft aussetzen, damit sich der Gaumen und Ihre Geschmacksnerven wieder mal erholen können. Oder Sie verfeinern den Geschmack des Saftes (Kapitel 9, „Wenn der Gemüsesaft nicht schmeckt"). Wichtig: Die Kartoffel muss beim Gemüsesaft nicht unbedingt dabei sein. Ich habe sie stets mit verarbeitet. Mir hat der Saft trotzdem in aller Regel geschmeckt.

Gemüse einkaufen

Möglichst nur Bio-Gemüse einkaufen und das Gemüse nicht älter als eine Woche werden lassen. Nach Ablauf einer Woche dürfte das Gemüse – auch bei sachgerechtester Aufbewahrung zuhause – nicht mehr „frisch" sein. Es spricht nichts dagegen, eher alles dafür, dass Sie Ihr Gemüse täglich frisch vom Markt oder aus dem Bio-Laden holen. Sogar manche Discounter führen Bio-Ware. Einfach mal schauen. Für Ihren ersten Einkauf habe ich Ihnen eine Einkaufsliste vorbereitet (Kapitel 14, „Einkaufen für die Breuss-Kur").

Wie man den Gemüsesaft bereitet

Gemüse putzen, nicht schälen (wenn die Kartoffel aufgrund der Jahreszeit zu alt ist, so dürfen Sie diese aber durchaus schälen!), in Stangen schneiden, damit diese in das Einfüllrohr passen, im rohen Zustand durch den Entsafter pressen und danach durch ein Leinentuch passieren. Wenn Sie statt des Leinentuches ein Teesieb verwenden wollen (was ich nicht rate, weil der Versuch „schief" gehen wird), so prüfen Sie dessen Eignung so: Sieben Sie frisch gepressten Gemüsesaft mit dem Teesieb und passieren den Saft anschließend noch durch ein Leinentuch. Befindet sich jetzt in dem Leinentuch kein Satz, so ist das Sieb geeignet. Ansonsten leider nicht. Gleiches gilt für Super-Gemüsesaftpressen mit Nano- oder ähnlichem Filter. Immer die Leintuchprobe machen!

Wofür der Saft im einzelnen gut ist

- die Roten Bete oder Randen bzw. Rote Rüben enthalten reichlich Mineralstoffe und helfen, die Immunkräfte des Körpers zu stärken,
- die Karotten oder Gelbe Rüben bzw. Möhren braucht der Körper wegen des Karotins,
- die Sellerieknollen braucht er wegen des Phosphors, denn ohne den kann man nicht leben,
- den Rettich- und den Kartoffelsaft braucht die Leber.

Im Behälter, meist wohl ein Glas, in den der Saft aus dem Entsafter fließt, bildet sich nach einiger Zeit in aller Regel ein Satz, den man auch dort belassen sollte. Dies ist die Kartoffelstärke, die beim einen oder anderen dazu führt, dass ihm der Gemüsesaft nicht schmeckt. Tipp also: Nicht umrühren! Wichtig: Den Gemüsesaft nur schluckweise und gut durchgespeichelt trinken!

Soll man den Gemüsesaft selber pressen?
Frisches Gemüse ist wirksamer und schmeckt besser, als konserviertes Gemüse. Wenn man aber selber presst: Bio-Gemüse verwenden (wenn dies nicht erhältlich ist: Fertigsaft kaufen!) und das Gemüse nicht älter als eine Woche werden lassen. Nach Ablauf einer Woche dürfte das Gemüse auch bei sachgerechtester Aufbewahrung zuhause nicht mehr ganz „frisch" sein. Und welchen Entsafter lege ich mir zu? Ob gekauft oder für die Zeit des Fastens von Bekannten ausgeliehen: Es eignen sich alle Entsafter, die aus Gemüse Saft herstellen. Bitte denken Sie an die Leintuchprobe (eine Seite zurückblättern!), um zu sehen, ob Ihr Saft von der Reinheit und der Klarheit für die Kur geeignet ist. Sollten in Abhängigkeit von Ihrem Entsafter (der eine gibt mehr, der andere gibt weniger Saft) die von mir angegebenen Mengen an Gemüse nicht die gewünschte Gemüsesaftmenge bringen, korrigieren Sie die Einkaufsmenge entsprechend. Gleiches gilt für die Jahreszeit: Frisch geerntetes Gemüse bringt natürlich mehr Saft als eingelagertes.

Wenn der Gemüsesaft nicht schmeckt
Ich habe festgestellt, dass der Gemüsesaft vielen Menschen ausgezeichnet mundet. Anderen wiederum schmeckt er überhaupt nicht. Das geht sogar so weit, dass der eine oder andere den Saft nicht behält und sich übergeben muss. Auch Breuss wusste dies, hat allerdings in seinem Buch keinen Hinweis auf Lösungen gegeben. Aus Erzählungen des Enkels von Rudolf Breuss wußte mein Vater, dass es dessen Opa auch einmal so erging: Einem Ehepaar hatte der alte Breuss die Saftkur in seinem Hause näher gebracht und dazu den Gemüsesaft frisch gepresst. Beide probierten einen Schluck und schon würgte es sie. Breuss halbierte draufhin eine Orange, drückte Sie aus und gab den frischen Orangensaft gefiltert dem Gemüsesaft bei. Die beiden Patienten probierten und das Würgen war nicht nur vorbei, sondern der Saft schmeckte ihnen sogar gut. Daraus und aus Überlegungen und Tests entwickelte mein Vater Gemüsesaft verschiedener Geschmacksrichtungen, alles mit von Breuss erlaubten Mitteln:

Gemüsesaft mit Apfel
Er schmeckt (mir) ausgezeichnet und ist leicht herzustellen. Mein Favorit. Darüber hinaus kann man gleichzeitig frisch gepressten Apfelsaft in kleineren Mengen produzieren, der die Geschmacksnerven „auf andere Gedanken bringen" kann. Und so produziert man den Gemüsesaft mit Apfel: Den Gemüsesaft ganz normal herstellen. Doch ehe man ihn durchs Leintuch presst, gibt man noch zwei kleinere oder einen größeren Apfel (zitronengross) in den Entsafter. Den Brei dann durchpressen und schon hat man ein köstliches Getränk: Den Gemüsesaft mit Apfel.

Gemüsesaft mit Orange
Breussen's Favorit. Er schmeckt (mir) auch gut und ist ebenfalls leicht herzustellen. Die Produktion ist der des vorher beschriebenen Saftes vergleichbar. Streiche Äpfel/Apfel, setze 1 Orange. Fertig ist der Gemüsesaft mit Orange.

Gemüsesaft mit Sauerkrautsaft
Manchem schmeckt's, mir nicht. Aber einen Versuch ist es allemal wert: Produzieren Sie den Gemüsesaft wie gewohnt. Fügen Sie dann pro Glas etwa einen Teelöffel voll Sauerkrautsaft hinzu. Wohl bekomm's!

Gemüsesaft mit Zitrone
Schmeckt manchem Patienten und mancher Patientin besonders gut: Der Gemüsesaft mit Zitrone. Tipp: Den Gemüsesaft ganz normal pressen und in ihre, vermutlich zwei, Trinkgläser (das habe ich jedenfalls so gemacht: eines für den Vormittag und eines für den Nachmittag) abfüllen. Eine Zitrone ausdrücken und in jedes Glas einen Teelöffel voll geben. Schon ist der Gemüsesaft mit Zitrone trinkbereit!

Die fertige Gemüsesaftmischung
Natürlich können Sie auch bei fertiger Gemüsesaftmischung den Geschmack entsprechend variieren. Fertige Gemüsesäfte bekommen Sie im Reformhaus, in der Apotheke, aber auch in vielen Drogerien oder Drogeriemarktketten. Achten Sie auf die Bezeichnung „Breuss-Gemüsesaft".

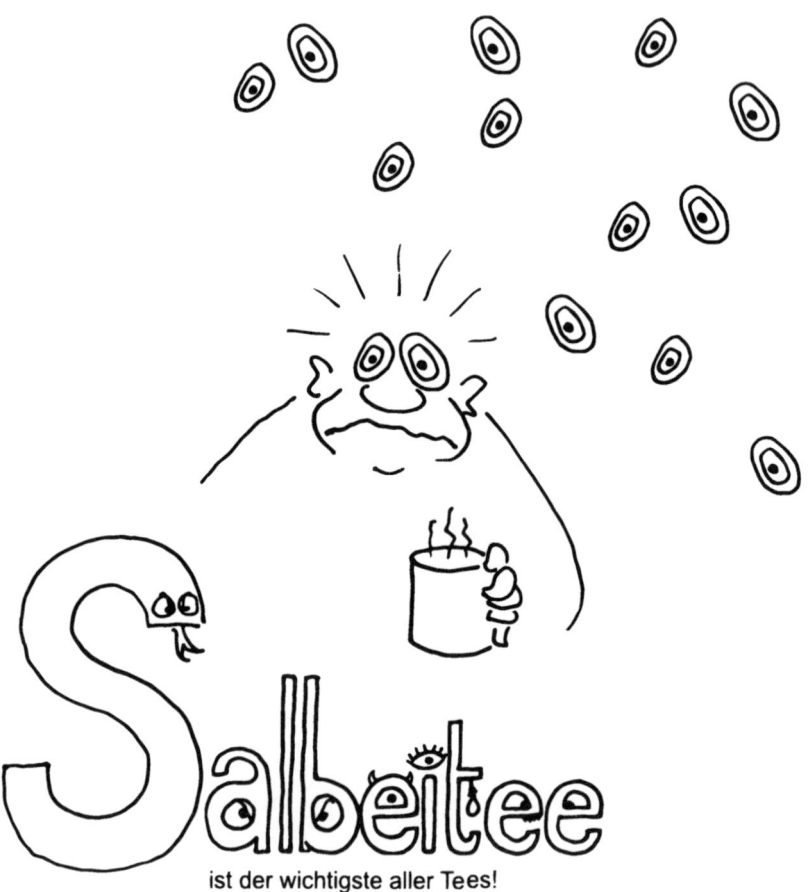

Kapitel 10
Die besonderen Tees

Salbeitee ist der wichtigste aller Tees!
Er sollte das ganze Leben lang getrunken werden.

Zweiter Grundpfeiler der Kur: Salbeitee

Wichtig: Auf den Salbeitee-Packungen steht meist eine grundfalsche, gefährliche Information: So wie dies dort angegeben ist, darf man den Tee nicht trinken. Grundsätzlich nicht! Diese Information, bei der der Tee lediglich zieht, aber nicht gekocht wird, betrifft nur das Gurgeln! Siehe dazu die Hintergrundinformation auf der nächsten Seite. Zum Gurgeln (hat also nichts mit dem Fasten zu tun!) lässt man 1,5 Teelöffel (ca. 2,5 gr.) Salbeiblätter (bot. Salvia officinalis) 10 Minuten in 150 ml heißem Wasser ziehen. Zum Trinken gibt man ein bis maximal zwei Teelöffel voll (eher weniger als mehr, schmeckt sonst sehr streng) Salbei in 1/2 Liter kochendes Wasser und lässt ihn genau 3 Minuten kochen (das ist ein wichtiger Hinweis. Auch für die Zeit nach der Kur oder immer dann, wenn Sie normalen Salbeitee trinken wollen. Wenn der Salbei 3 Minuten gekocht hat, wegstellen und dann noch je etwa 2 Gramm (eine Prise) Johanniskraut, Pfefferminze, Melisse zugeben. Man lässt dann alles noch 10 Minuten ziehen. Von diesem Tee kann man trinken so viel man will, je mehr desto besser. Dieser Tee fördert in Kombination (aber bitte nicht mischen!) mit Storchenschnabelkraut- und Ringelblumentee die Tätigkeit der Ausscheidungsorgane, indem er beim Ausscheiden von Giften entzündungshemmend wirkt.

Tipp: Zur Arbeitserleichterung kann man sich die Zutaten (Johanniskraut, Pfefferminze und Melisse, vorbereitete Etiketten finden Sie in der Anlage) im Verhältnis 1:1:1 als Vorrat mischen und braucht dann nicht jeden Tag die verschiedenen Tüten öffnen und wieder schließen. Man vergisst dann auch keinen der „Zutatentees". Hintergrundinformation: Im Salbei ist viel ätherisches Öl, was zum Gurgeln sehr notwendig ist, aber zum Trinken darf es nicht dabei sein. Und darum muss dieser Tee genau 3 Minuten gekocht werden. Nach diesen drei Minuten ist das Öl verkocht und in diesem Moment löst sich ein Lebensferment, das für alle Drüsen, Rückenmark und Bandscheiben sehr lebenswichtig ist.

Ringelblumentee

Zur Abwechslung zwischendurch trinkt man Ringelblumentee (bot. Calendula officinalis). 1–2 Teelöffel (2–3 gr.) werden mit heißem Wasser (ca. 150 ml) übergossen und nach 10 Minuten durch ein Teesieb gegeben. Dieser Tee fördert in Kombination (aber bitte nicht mischen!) mit Salbei- und Storchenschnabelkrauttee die Tätigkeit der Ausscheidungsorgane, indem er die so genannte Viromycose, die Zellatmungsstörung im Blut, behebt.

Storchenschnabelkrauttee

Eine Prise des roten Storchenschnabelkrauts (Geranium Robertiatum) 10 Minuten in einer Tasse heißem Wasser ziehen lassen. Pro Tag trinkt man über den Tag verteilt eine Tasse schluckweise kalt. Dieser Tee fördert in Kombination mit Salbei- und Ringelblumentee die Tätigkeit der Ausscheidungsorgane, indem er die Nieren anregt, Gifte auszuscheiden.

Tee-Spezialmischung

Diese spezielle Tee-Mischung wird zur Vermeidung von Kalk- oder Calciummangel getrunken. Sie besteht aus (selber mischen!):
- Spitz- und Breitwegerich (bot. Plantago lanceolata/major),
- Isländischmoos (bot. Cetraria islandica),
- Lungenkraut (bot. Pulmonaria officinalis),
- Gundelrebe (bot. Glechoma hederacea),
- Königskerze (bot. Verbascum densiflorum) und
- Muttern (botanisch: Meum Mutellina).

Zu Muttern siehe den Abschnitt „Sie bekommen kein Muttern?" im Kapitel 14. Von den angeführten Kräutern müssen nicht unbedingt alle sechs im Tee enthalten sein. Ich habe bei der Mischung alle Tees verwenden. Damals gab es allerdings auch noch das Muttern.

Von diesem Tee kann man trinken so viel man will.
Je mehr desto besser, sagt Rudolf Breuss.

Tipp 1: Es bietet sich an, diesen Tee auf Vorrat zu mischen. Dazu geben Sie von allen Tees etwa die gleiche Menge in ein Gefäß und mischen gut. Dieses Gefäß anschließend geruchsdicht verschließen (Deckel drauf). Zum täglichen Aufbrühen geben Sie dann pro Tasse eine gute Prise dieser Mischung ins heiße Wasser und lassen den Tee 10 Minuten ziehen.

Tipp 2: Es gibt während der 6-wöchigen Kur sicher die eine oder andere Gelegenheit, wo man in Gesellschaft etwas trinken möchte oder sollte. Da aber Wasser (und alle sonstigen „Genüsse" sowieso) nicht erlaubt ist, habe ich den fertigen Tee, und meist nur diese Tee-Spezialmischung, zu verschiedenen Gelegenheiten in einer Flasche (kalt) mitgeführt und mir vom Gastgeber bzw. vom Bedienungspersonal, das ich vorher eingewiesen hatte, als – so sah der kalte Tee für die anderen Gäste dann wirklich aus – „Weinschorle" servieren lassen. Näheres dazu im Kapitel 7.

Nierentee

Dieser Tee wird selbst gemischt aus 15 gr. Zinnkraut (botanisch: Equisetum arvense), 10 gr. Brennnesseln (botanisch: Urtica dioica, im Frühjahr gesammelt am besten!), 8 gr. Vogelknöterich oder Wegtritt (botanisch: Polygonum aviculare) und 6 gr. Johanniskraut (botanisch: Hypericum perforatum). Diesen sog. Nierentee in diesem Mischungsverhältnis als Vorrat (selber, denn da weiß man, was drin ist!) mischen. Dieses Quantum reicht für eine Person ca. drei Wochen. Der Nierentee soll auch nur die ersten 3 Wochen des Fastens getrunken werden. Bei der 14-tägigen Frühjahrskur natürlich nur diese 14 Tage.

Zubereitung: Für die Bereitung der drei halben Tassen Nierentee gibt man eineinhalb Prisen (Menge zwischen Daumen und zwei Fingern) Tee in einen Topf, übergießt sie mit zwei Tassen heißem Wasser und lässt das ganze 10 Minuten ziehen. Dann abseihen und an den Teesatz nochmals zwei Tassen heißes Wasser geben und 10 Minuten kochen, danach erneut abseihen und zusammenschütten. Unter „abseihen" versteht man das Abgießen einer Flüssigkeit aus einem Gefäß durch ein Sieb. So wird verhindert, dass Teeblätter oder ähnliches zum Beispiel in eine Teetasse gelangen.

Warum wird dieser Tee so zubereitet? Im Nierentee sind 5 Stoffe, die nicht gekocht werden dürfen, da sie beim Kochen zerstört würden. Dann ist noch ein sechster Stoff (Kieselsäure) enthalten, den wir nur bekommen, wenn man den Teesatz 10 min kocht. Weil sie so gesund ist, schlägt Breuss vor, diese dreiwöchige Nierentee-Kur 3 bis 4 mal im Jahr zu machen, jedoch mit Unterbrechungen von mindestens zwei Wochen.

Zeitaufwand

Ich habe die Zeit für die Teezubereitung mehrfach gestoppt: 20 Minuten. Und da wir gerade bei dem zeitlichen Aufwand sind: Für die Herstellung des Gemüsesaftes, einschließlich der Reinigung des Arbeitsplatzes (ich habe nichts von Hand gespült, alles kam in die Spülmaschine), habe ich im Schnitt 15 Minuten benötigt. Insgesamt also eine gute halbe Stunde für beides, für die Zubereitung aller Tees und die frische Bereitung des Gemüsesaftes.

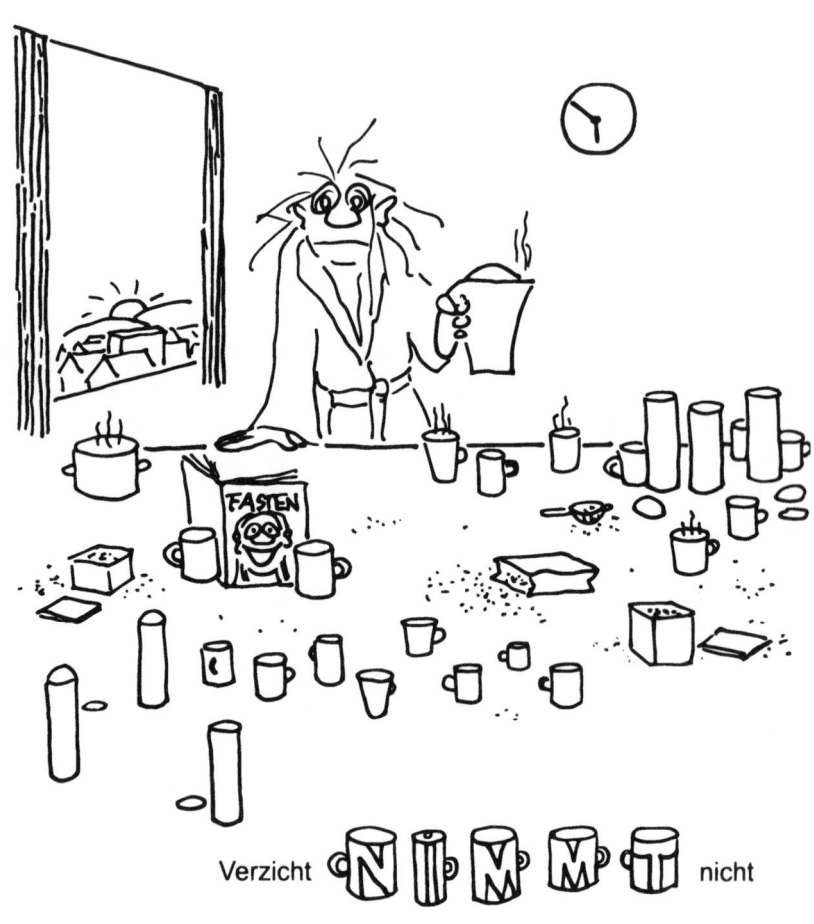

Hellmut Lützner, deutscher Arzt und Autor von Fastenbüchern

Zeitpunkt der Tee-Zubereitung
Wann bereitet man eigentlich die Tees? Je nach vorhandener Zeit kann man dies abends (weil man morgens früh weg muss), oder morgens (weil man sich dazu Zeit nehmen kann), oder nach Art der Tees auch gemischt, erledigen. Einzige Bedingung: Der in den ersten drei Wochen zu trinkende Nierentee wird morgens gleich nach den Weißdorntropfen schluckweise kalt getrunken, muss dazu also die Zeit haben, abzukühlen. Ich habe alle Tees morgens zubereitet. Mit der Folge, dass die halbe Tasse Nierentee gleich nach dem Aufstehen eben 24 Stunden alt war. Dafür waren aber die übrigen Tees absolut frisch. Sie schmeckten mir in warmem Zustand (einschließlich des für mich geschmacklich problematischen Ringelblumentees) ausgezeichnet.

Wie die Tees getrunken werden
Die Tees sind keine freiwillige Angelegenheit beim Fasten. Sie sind unersetzbarer Bestandteil der Breuss-Kur. Alle Tees müssen ohne Zucker und auch ohne Milch getrunken werden! Zubereitung mit ganz normalem Leitungswasser (zum Thema „Gutes Wasser", Kapitel 12) oder so, wie Sie das bisher gewohnt waren. Alle Tees nur schluckweise (wegen der guten Einspeichelung) trinken, nicht „hinterkippen" (ausgenommen sind nur der Salbeitee und die Tee-Spezialmischung, die man auch gegen den Durst trinken kann – und soll).

Am Ende der Kur noch Tee übrig?
Sollte bei den verschiedenen Tees am Ende der Kur etwas übrig bleiben, so bedeutet das nicht, dass Sie zu wenig Tee getrunken haben, sondern es ist von mir so gewollt. Denn es ist sicher leichter, z.B. die Tees nach dem Fasten übrig zu haben, als sie nachzubestellen, und dann auf deren Lieferung möglicherweise mehrere Tage warten zu müssen. Außerdem können Sie übrige Tees gut auch wieder im nächsten Jahr zur nächsten Frühjahrsfastenkur verwenden.

Zu den Mengenangaben

Tassengröße: Breuss macht in seinem Buch bisweilen keine Angaben zur Tassengröße. Er lässt sogar des öfteren die Tassen als Größenangabe weg und spricht nur über heißes Wasser. Sehr große oder schwere Personen sollten große Tassen (250 ml) verwenden. Normale Tassen (150 ml) reichen für die meisten von Ihnen wohl aus.

Prise: Eine bei den Tees angesprochen „Prise" ist, grob geschnitten, was man mit drei Fingern nehmen kann, fein geschnitten, etwa 1/2 Esslöffel voll.

Etiketten für die verschiedenen Tees
In der Anlage finden Sie Tee-Etiketten für die am meisten verwendeten Tees, die Sie entweder dort herausschneiden oder – vielleicht besser – herauskopieren und auf die entsprechenden Tee-Behältnisse kleben. So brauchen Sie dieses Buch nicht immer in die Hand zu nehmen, wenn Sie Ihre Tees zubereiten.

Die Tees schmecken nicht oder nicht mehr?
Zu Beginn der Kur schmecken die Tees, zumal warm getrunken, doch recht ordentlich, für den einen oder anderen unter Ihnen vielleicht sogar gut. Das lässt aber mit den Tagen nach. Das muss nicht sein, kann aber sein.

Tipp: Fügen Sie pro Tasse Tee (egal welcher Sorte, auch dem gemischten Salbeitee oder auch der Tee-Spezialmischung – ausprobieren!) einige Tropfen, einen halben oder sogar einen ganzen Teelöffel frisch gepresster und abgesiebter Zitrone bei. Der Geschmack ändert sich schlagartig. Vielleicht sogar zum Guten. Experimentieren Sie doch mal mit Ihrem Geschmack! Sie haben ja bis zu 42 Tage Zeit dazu.

Verzicht nimmt nicht. Verzicht gibt.
Er gibt die unerschöpfliche Kraft des Einfachen.
Hellmut Lützner, deutscher Arzt und Autor von Fastenbüchern

Zubereitung, alles eine Frage der Organisation

Sowohl die Gemüsesaftproduktion als auch die Zubereitung der Tees ist wahrlich nicht kompliziert. Mutet vielleicht am Anfang der Kur so an. Nach wenigen Tagen hat sich auch bei Ihnen Routine eingestellt. Zur Reihenfolge der Arbeit: Es hat sich bewährt, mit der Tee-Produktion zu beginnen, den Gemüsesaft also erst nach der Tee-Zubereitung zu pressen. Und so ging ich bei den Tees vor:

- Im Wasserkocher etwas mehr als einen 1/2 Liter Wasser zum Kochen bringen.
- Während dieser Zeit in einen Henkeltopf Salbeiblätter geben und die Tassen platzieren sowie die sauber beschrifteten Tee-Vorratsbehälter sauber sortiert dahinter stellen.
- Das kochende Wasser über den Salbeitee gießen und diesen 3 Minuten köcheln lassen.
- Während dieser Zeit neues Wasser aufstellen (in meinen Wasserkocher kann ich 1,7 Liter geben) und zum Kochen bringen.
- Inzwischen die Thermos und sonstigen Behälter bereitstellen und in die jeweiligen Tassen, die vor „ihren" Vorratsbehältern stehen, die vorgesehene Menge Tee geben.
- Gleiches gilt für zwei weitere Henkeltöpfe: in einen kleineren kommt der Nierentee, in einen größeren die Tee-Spezialmischung.
- Nach drei Minuten den kochenden Salbeitee beiseite ziehen und die spezielle Salbei-Mischung dazu geben, 10 Minuten ziehen lassen.
- Inzwischen hat das Wasser im Wasserkocher gekocht und es werden sowohl die Tassen als auch der Behälter für den Nierentee gefüllt. Das kochende Wasser reicht aber nicht ganz aus, um den Behälter mit der Tee-Spezialmischung voll zu füllen. Hierzu muss weiteres Wasser zum Kochen gebracht und damit nachgefüllt werden.
- Nachdem der Salbeitee 10 Minuten gezogen hat, wird er in die für ihn vorgesehene kleinere Thermoskanne (1/2 Liter) gefüllt. Den Rest gab ich in Teegläser zum sofortigen, heißen Teegenuss.
- In den jetzt freien Henkeltopf kommt weitere Tee-Spezialmischung, die mit dem restlichen heißen Wasser überbrüht wird.
- Inzwischen hat der Nierentee 10 Minuten gezogen, wird abgeseiht und darf jetzt 10 Minuten kochen.
- Nachdem die Tees in den Tassen 10 Minuten gezogen haben, werden sie mit Hilfe einer zusätzlichen, großen, leeren Tasse jeweils abgesiebt und dann auf den „Vorratsplatz" gestellt.
- Bis dann auch der zweite Henkeltopf mit der Tee-Spezialmischung fertig gezogen hat, kommt dieser Tee entweder komplett oder nur teilweise in die große Thermoskanne, der Rest entweder in eine weitere Thermoskanne oder aber z.B. in eine Fahrrad-Trinkflasche als Getränk für einen auswärtigen Termin (siehe Kapitel 7, „Während des Fastens unterwegs/außer Haus").
- Der fertige Nierentee wird abgefüllt und damit ist die Tee-Zubereitung erledigt.

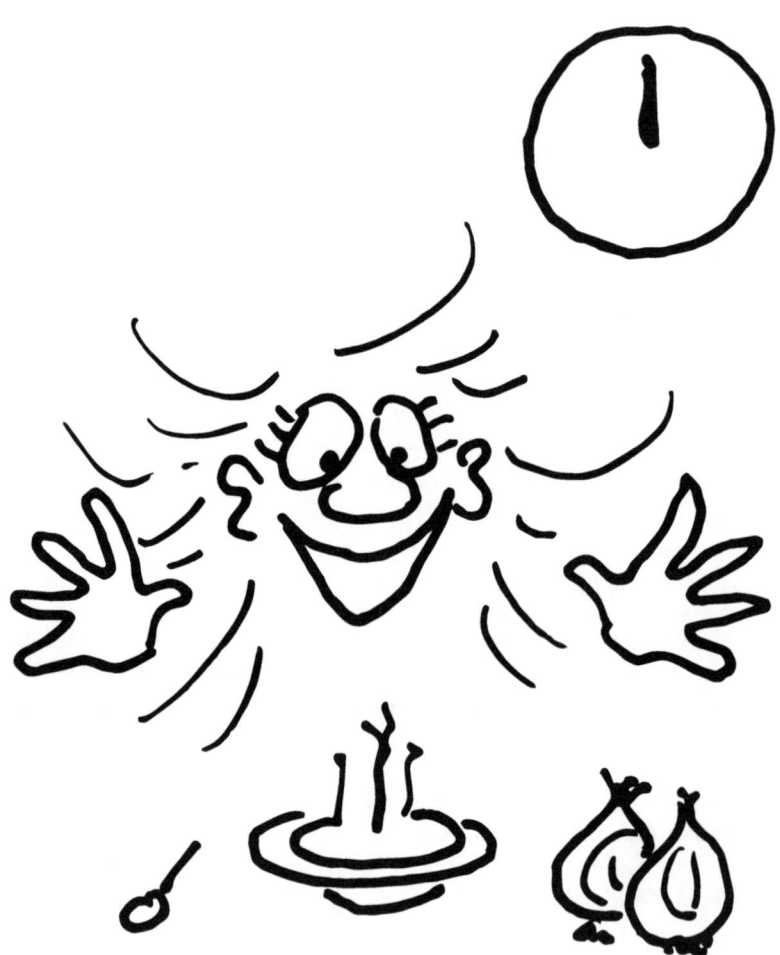

Kapitel 11
Die besonderen Brühen und Tropfen

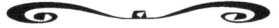

*Von zu viel Essen kann man sterben,
von zu viel Fasten kann man sterben.*

Jüdisches Sprichwort

Ein wichtiger Bestandteil der Kur
Brühen und Tropfen sind neben den Säften und Tees wichtige Bestandteile des Heilfastens nach Rudolf Breuss.

Zwiebelsuppenbrühe
Während der Kur darf bzw. soll man ein bis zwei Teller voll Zwiebelsuppenbrühe zu sich nehmen. Nur die Brühe, nicht die Zwiebel! Für mich war die Zwiebelsuppenbrühe der kulinarische Höhepunkt des Tages. Ein Festessen! Schmeckt einem diese Brühe aber nicht, so kann man sie auch weglassen oder mittags nur einen Teller zu sich nehmen. Abends soll man keine Suppenbrühe „essen"!

Zubereitung: Eine zitronengroße Zwiebel samt der äußeren, braunen Schale in kleine Stücke schneiden, in Fett oder Öl goldbraun rösten. Die Zwiebel mit ein ganz klein wenig (einige Tropfen) Olivenöl rösten. Man kann auch anderes Öl oder Fett nehmen. Aber nur ganz wenig. Anschließend ca. 1/2 Liter kaltes Wasser dazu geben und solange kochen bis die Zwiebel richtig durchgekocht ist. Zuletzt noch einen Pflanzenbouillon-Würfel (oder z.B. „Klare Brühe") dazugeben und kräftig umrühren. Dann abseihen („abseihen" = Abgießen einer Flüssigkeit aus einem Gefäß durch ein Sieb) und nur die klare Brühe verwenden – ohne die Zwiebel!

Tipp: Die Zwiebeln nicht wegwerfen: Als Zwiebelsuppe gegessen (natürlich nicht vom Fastenden) ist sie nicht nur köstlich sondern soll nach Aussage von Breuss z.B. auch gegen Knochenentkalkung (Osteoporose) helfen.

Möchten Sie sich eine qualitativ hochwertige Zwiebelsuppenbrühe selber machen, dann geht das so: Nehmen Sie 1 TL selbstgemachtes Butterreinfett, erhitzen darin 1 gestrichenen Teelöffel Kurkuma, etwas frisch geraspelten Ingwer sowie eine Prise schwarzen Pfeffer und warten Sie, bis alles sehr leicht angeröstet ist.

Zum Thema Fett: Breuss spricht lapidar einfach nur von „Fett oder Öl". Es könnte also auch Butter sein. **Butterreinfett (Ghee)** ist allem anderen vorzuziehen, weil es, anders als das zuvor erwähnte Olivenöl, die Wirkstoffe der Gewürze sehr viel besser aufnehmen und an das spätere Gemüse weiterreichen kann. Außerdem ist gutes (natives) Olivenöl fürs Braten eher kritisch zu sehen (zu empfindlich). Und ein Teelöffel muss es schon sein; mit den »paar Tropfen Olivenöl« kann man küchentechnisch eine ganze kleingeschnittene Zwiebel nur schwerlich »goldbraun rösten«.

Schwarzer (!) Pfeffer ist wichtig, weil nur unter seiner (und des Fettes) Gegenwart Kurkuma seine eigenen Wirkstoffe richtig freisetzen kann. Dann 1/2 Liter kochendes Wasser hinzugeben, Karotte, Sellerie (jeweils fein geraspelt), etwas kleingeschnittenen frischen Lauch. All dies sind auch Bestandteile der meisten Fertigbrühen der Industrie. Dann Alles 20 Min. köcheln. Anschließend abseihen und nach Geschmack etwas salzen. Hervorragend dazu ein paar Spritzer durchgesiebten Zitronensaft. Im Prinzip erhält man das Gleiche wie zuvor beschrieben – nur frisch und von Ihnen kontrolliert. Und: Es ist eine Menge des Wunderstoffs Kurkuma enthalten (in gekauften Brühen meist gar nichts oder nur wenig).

Bohnenschalenbrühe

Falls Sie ein Leber- oder Gallenleiden haben sollten, und die Zwiebelsuppenbrühe nicht vertragen, bereiten Sie statt der Zwiebelsuppenbrühe eine Bohnenschalenbrühe. Während der Kur darf bzw. soll man in diesem Falle 1 bis 2 Teller voll Bohnenschalenbrühe pro Tag zu sich nehmen. Achtung: Nur die Brühe, nicht die Bohnenschalen! Schmeckt einem diese Schalenbrühe aber nicht, so kann man sie auch weglassen oder mittags nur einen Teller zu sich nehmen.

Zubereitung: Dürre Bohnenschalen in kleine Stücke schneiden, einen gehäuften Esslöffel davon in Fett oder Öl goldbraun rösten, anschließend ca. 1/2 Liter kaltes Wasser dazu geben und solange kochen bis die Bohnenschalen richtig durchgekocht ist (etwa 3–5 Minuten). Zuletzt noch einen Pflanzenbouillon-Würfel (oder selber gemacht s. vorne unter Zwiebelsuppembrühe) dazugeben und nochmals kräftig umrühren. Dann abseihen und nur die klare Brühe verwenden! Zubereitung aus gemahlenen Bohnenschalen: Wenn keine Bohnenschalen verfügbar sind, kann man auch im Handel erhältliche, gemahlene Bohnenschalen verwenden: Einen gehäuften Esslöffel gemahlene Bohnenschalen in einen Topf leeren, anschließend 1/2 Liter kaltes Wasser dazu geben und 20 Minuten köcheln lassen. Zuletzt noch einen Teelöffel klare Brühe bzw. einen Pflanzenbouillon-Würfel dazugeben und nochmals kräftig umrühren. Dann abseihen und nur die reine Brühe verwenden.

Weißdorntropfen

Zur Unterstützung der Herztätigkeit nimmt man, je nach Körpergröße, 20–40 Weißdorntropfen in der Frühe ein.

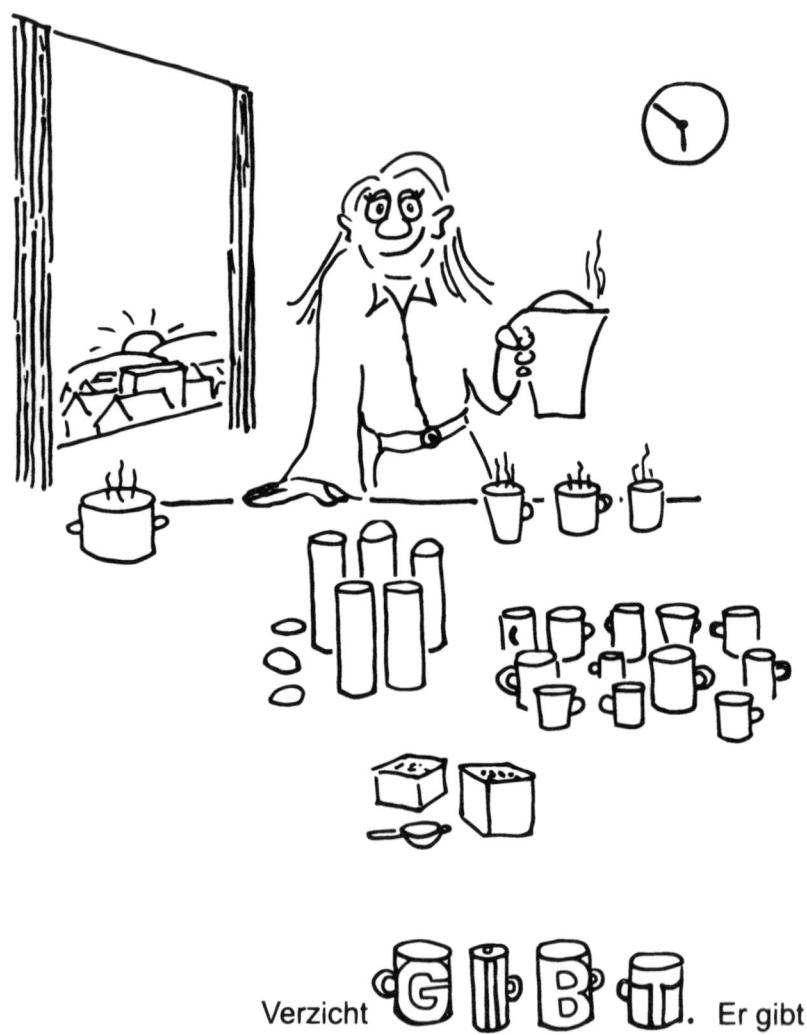

Verzicht GIBT. Er gibt die unerschöpfliche Kraft des Einfachen

Kapitel 12
Über Säuren, Basen und gesundes Wasser

Der Säure-Basen-Haushalt

Eine entscheidende Rolle für die Gesundheit des Menschen spielt der Säure-Basen-Haushalt. Das Verhältnis von Säuren und Basen wird durch den pH-Wert in einer Skala von 0 (sauer) bis 14 (basisch) gemessen. Liegen Säuren und Basen zu gleichen Teilen vor, herrscht Neutralität mit einem Wert von 7,0. In unserem Körper sind Säuren und Basen aber nicht ganz ausgeglichen. Wissenschaftliche Studien besagen, dass 80 bis 90 Prozent der Deutschen permanent leicht übersäuert sind. Welche Ursachen sind hierfür verantwortlich und welche Auswirkungen hat dies?

Übersäuerung durch falsche Ernährung?

Als Hauptursache wird vor allem die Ernährung verantwortlich gemacht. Der Hauptanteil besteht bei den meisten Menschen aus Säurebildern wie Fleisch, Fast Food, Weißmehl, Zucker, Kaffee, kohlensäurehaltige Getränke und Alkohol. Nur etwa 20 Prozent setzen sich aus Basenbildnern wie Obst, Gemüse und stillem Mineralwasser zusammen, oft ist dieser Anteil sogar noch geringer. Lassen Sie sich hierbei nicht in die Irre führen: nicht das, was sauer schmeckt führt zur Übersäuerung, sondern das, was im Verdauungsprozess zu Säure „verstoffwechselt" wird. So macht zu viel Zucker den Körper sauer, Essig hingegen wirkt sich basisch aus.

Doch nicht nur die Ernährung spielt eine Rolle, auch Stress und seelische Zustände beeinflussen den Säure-Basen-Haushalt. Ärger, Überlastung, Frustration, Angst, Lärm und Nikotin machen den Körper sauer. Und schließlich werden auch Umweltgifte und Medikamente wie Säuren verstoffwechselt. Schreitet die Übersäuerung fort, kann es zu weiteren Symptomen kommen: Chronische Antriebsschwäche, rasche Ermüdung, Infektanfälligkeit, depressive Verstimmungen, Ruhelosigkeit, Muskelkrämpfe, Gelenkbeschwerden. Und sogar Haarausfall sowie Ekzeme können auftreten. Der Volksmund macht es deutlich: man fühlt sich ausgelaugt. Werden dem Körper weiterhin zu wenig Mineralstoffe zugeführt, muss er sich seiner eigenen Mineralstoffdepots bedienen. Wird nicht dagegen gesteuert, kann es zu schweren Krankheiten wie Gicht, Nierensteine, Rheuma, Diabetes oder sogar Herzinfarkt und Krebs kommen.

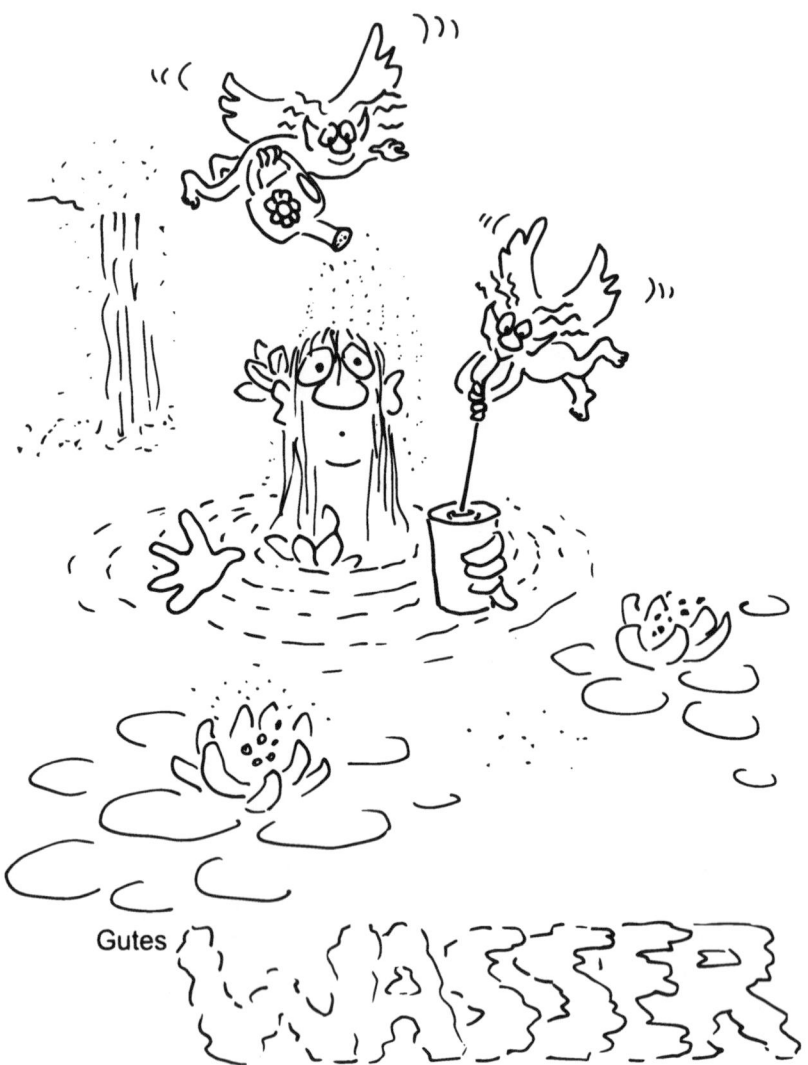

Mögliche Übersäuerung testen
Sie brauchen es nicht soweit kommen zu lassen. Um herauszufinden, ob Sie sauer sind, können Urinteststreifen aus der Apotheke schnell Klarheit verschaffen. Denn die im Überschuss produzierten Säuren werden über die Nieren ausgeschieden und können im Urin nachgewiesen werden. Dazu braucht man nur morgens nach dem Aufstehen einen Reagenzstreifen (z.B. „Neutralit" der Firma Merck) in den Urin kurz einzutauchen und die Verfärbung mit der aufgedruckten Farbskala zu vergleichen. Tagsüber wechselt der Säuregrad ständig und ist nicht so aussagefähig wie am Morgen. Angestrebt wird ein neutraler Urin (in der Fachsprache „ph 7"). Niedriger als 7 ist sauer, höher als 7 ist basisch. Werte zwischen 6,5 und 7,5 sind normal.

Folgerungen aus dem Test
Liegen Ihre Werte im sauren Bereich,
- überprüfen Sie zuerst Ihre Ernährungsgewohnheiten. Da der Körper in seinen festen Bestandteilen zu 80 Prozent aus Basen bildenden und zu 20 Prozent aus Säure bildenden Stoffen besteht, empfahlen Ernährungsforscher schon vor etwa 80 Jahren, dieses Verhältnis auch auf dem Speiseplan zu erreichen (d.h. 80% Obst und Gemüse essen!),
- achten Sie darauf, genügend kohlensäurefreies (stilles) Wasser zu trinken,
- halten Sie sich an den Rat von Rudolf Breuss, sich eine Stunde am Tage sportlich an frischer Luft zu bewegen. Sport unterstützt den Körper bei der Ausscheidung von Säuren über den Schweiß.

Ohne Wasser ist kein Heil.
Johann Wolfgang von Goethe

Tipps rund ums Thema „Gutes Wasser"
Klares Quellwasser aus großer Tiefe, geschöpft in Gottes freier Natur, mitten in einem großen, kühlen Waldgebiet, was gibt es gesünderes auf der Welt? Ein Wunschbild. Im Vertrauen auf dieses Wunschbild, und weil in der Zeitung immer wieder steht, dass das Leitungswasser geprüft und von ausgezeichneter Qualität sei, sagen viele: „Für mich gibt es nichts Besseres als Leitungswasser. Denn dieses Wasser ist das best kontrollierte Lebensmittel in Deutschland!"

Leitungswasser: das meist kontrollierte Lebensmittel

Das meiste Wasser zum Trinken und zur Speisezubereitung holen wir zu Hause aus unserem Wasserhahn. Und da fangen die Probleme an. Wir lesen zwar immer wieder in der Zeitung, dass die Wasserqualität nach der letzten Proben-Entnahme eine gute Qualität habe, da es die Grenzwerte einhalte, und damit den gesetzlichen Normen entspreche. Wer im ländlichen Raum wohnt, kann immer wieder, auch heute noch, erleben, dass die Bauern ihre Gülle, aber nicht nur die, munter auf ihre Felder verteilen. Dass sie damit nicht nur ihren Söhnen und Enkeln das Land vergiften, sondern auch unser Trinkwasser in immer höherem Maße verschmutzen und versalzen, scheint sie nicht zu stören – und unseren Staat auch nicht. Zudem sollte man wissen, dass die staatlichen Grenzwert- und damit Qualitätsmessungen nicht in unseren Häusern sondern kilometerweit weg an der „Quelle", nämlich im Wasserwerk, gezogen werden. Verunreinigungen durch die öffentlichen Leitungen und die Hauswasserleitungen (Blei- oder Kupferleitungen, Bakterien usw.) werden nicht gemessen. Nicht mal alle Stoffe werden geprüft. Nicht berücksichtigt werden u.a. Medikamentenrückstände wie z.B. Hormone, Antibiotika oder Schmerzmittel! Manche Grenzwerte sind einfach zu hoch: Zum Beispiel für Kupfer beträgt der Grenzwert nach der deutschen Trinkwasserverordnung seit 2003 2,0 mg/l, die EU-Empfehlung für Kleinstkinder ist aber 0,1 mg/l, ist also 20x zu hoch!

Erst nach der Messung im Wasserwerk schickt man das Lebenselixier (man traut sich diesen Ausdruck fast nicht zu schreiben) auf den langen Weg durch die oft Jahrzehnte oder gar Jahrhunderte alten Wasserleitungen zu uns nach Hause. Dort angekommen fließt es durch die, auch schon oft betagten, Hauswasserleitungen bis hin zum Wasserhahn, wo es dann als das herausfließt, was wir vertrauensvoll noch immer „Wasser, Trinkwasser" nennen. Es sind also recht große, wenn nicht sogar gewaltige, Unterschiede zwischen dem Wunschbild und der Wirklichkeit, zwischen klarem, frischem und gesundem Wasser und dem, was wir bei uns zu Hause aus dem Hahn laufen lassen. Wie sieht es mit den Schadstoffen im Trinkwasser Ihres Ortes aus? Wie ist die Belastung mit Schadstoffen in Ihrem Trinkwasser? Es ist mit Sicherheit nicht schadstofffrei. Schadstoffe wie Nitrat, Blei, Pestizide, das geben auch die Wasserwerke zu, sind im Trinkwasser enthalten, wenn auch die Grenzwerte (siehe an anderer Stelle!) streng überwacht würden. Leitungswasser also trinken? Kommt für mich, kommt für uns nicht in Frage. Unsere Lösung lesen Sie etwas weiter hinten. Mineralwasser ist es jedenfalls nicht. Weil manche Menschen das auch mitbekommen haben, was mit unserem Leitungswasser passiert ist, sagen sie: „Für mich gibt es nur Mineralwasser, denn das ist ja von bester Qualität! Und außerdem sind da ja viele Mineralien drin!"

Mineralwasser
Wasser von bester Qualität?

Zum deutschen Trinkwasser formulierte die Zeitung „GEO" in 2000 in einer Überschrift: „Trinkwasser: Schluck für Schluck ein Kunstprodukt" und schreibt dann weiter: „Aber auch Mineral- und Tafelwässer sind nicht rein. Diese wären oftmals ohne Nachbehandlung zumindest geschmacklich ungenießbar. Daher werden unerwünschte Stoffe (z.B. Eisen) künstlich aus dem Wasser entfernt." Und zu den aus den Flaschen angepriesenen Mineralien im Mineralwasser sagt der Sportwissenschaftler Ingo Froboese: „Grundsätzlich deckt jeder Mensch, der sich normal ernährt, seinen Bedarf an Mineralien mit der festen Nahrung". Ob die Mineralien im Mineralwasser überhaupt geeignet sind, um vom Körper verarbeitet zu werden, ist umstritten. „In Mineralwässern sind die Mineralien in Molekülen enthalten, die zu groß sind, um vom Körper aufgenommen zu werden." Die Stoffe würden demnach unverändert mit dem Urin ausgeschieden. Insofern sei Mineralwasser nicht besser als Leitungswasser, das im übrigen auch Mineralstoffe enthalte, so Froboese.

Kohlensäure macht Ihren Körper noch saurer als er ohnehin schon ist. Meiden Sie die Übersäuerung (siehe dazu auch am Anfang dieses Kapitels) und trinken Sie stilles Wasser, denn da ist ja keine Kohlensäure drin. Achten Sie auch auf die Nitrit- und Nitratwerte im Wasser. Nitrat selbst ist in natürlichen Mengen nicht gesundheitsschädigend. Durch bakterielle Tätigkeiten im Magen-Darm-Trakt oder während des Aufbewahrens der Lebensmittel, kann Nitrat (NO_3^-) in Nitrit (NO_2^-) umgewandelt werden. Nitrit ist der eigentliche Problemstoff. Nitrit kann auch direkt aus Gemüse und gepökelten Fleischwaren aufgenommen werden. Der überwiegende Anteil an Nitrit im Körper entsteht aber durch die in der Mundhöhle ablaufende bakterielle Wirkung (Reduktion) von Nitrat. Die tägliche Aufnahme von Nitrat erfolgt in der Regel zu ca. 70 bis 80 % durch den Verzehr von Gemüse. Je nach örtlichen Umständen kann auch der Nitratgehalt des Trinkwassers zu einer erheblichen zusätzlichen Belastung führen. Das aufgenommene Nitrat wird vorwiegend über den Harn ausgeschieden. Etwa 6% des zugeführten Nitrats wird im Speichel in Nitrit umgewandelt und findet sich in anderen Körperflüssigkeiten wie Magensaft und Urin wieder. Dem zu Folge ist der Nitritgehalt im Speichel direkt abhängig von der Höhe der Nitrataufnahme.

Nitrit ist für Säuglinge in den ersten Lebensmonaten gesundheitsgefährdend (Blausucht, Zyanose), weil die Sauerstoffaufnahme im Blut gehemmt wird. Diese Risiken werden insbesondere durch stark nitratbelastetes Trinkwasser ausgelöst. Am besten bedient sind Sie mit einem Wasser, das für die Herstellung von Baby-Nahrung geeignet ist, oder in dem der Nitrit- und Nitratgehalt nicht nachweisbar ist (steht jeweils auf dem Etikett).

Und trinken Sie das Wasser immer aus einer Flasche aus Glas, denn Gesundheitsexperten sagen, dass die Weichmacher der Plastikflaschen ins Wasser übergehen. Je weicher das Plastikmaterial, desto weniger empfehlenswert sei die Plastikflasche. Jetzt sagen wieder andere: „Für mich gibt es sowieso nur reines, schadstofffreies, destilliertes Wasser, als das beste Wasser für mich. In den USA wird destilliertes Wasser seit Jahren von Millionen Menschen getrunken!"

Destilliertes Wasser
Aqua destillata – gesund oder bedenklich?
Destilliertes Wasser wird durch Destillation (Verdampfen und anschließende Kondensation) aus normalem Leitungswasser oder aus vorgereinigtem Wasser gewonnen. Über Jahrzehnte hinweg hieß es bei uns, und für viele Ärzte und Wissenschaftler heißt es auch heute noch: destilliertes Wasser darf man nicht trinken, davon können die Zellen platzen bzw. es verursache ‚Magenbluten'.

Immer häufiger hört man mittlerweile genau das Gegenteil – was für Batterien gut ist, soll inzwischen, glaubt man der „Fit-for-Life"-Bewegung aus den USA - auch für Menschen gut sein. Wichtigstes Argument: alle Schadstoffe werden entfernt. Dass destilliertes Wasser eine Gefahr darstellt, sei ein Irrtum, der von vielen kerngesunden Menschen längst widerlegt sei. Inzwischen liest man immer wieder, dass gerade das destillierte Wasser besonders gesund sein soll. Es sei völlig frei von jenen Stoffen wie z.B. Kalzium, die mit den Jahren zu Ablagerungen (die gefürchtete Verkalkung) in den Blutgefäßen führen würden.

Man glaubte, speziell in Deutschland, dass destilliertes Wasser völlig frei von Mineralien ist, dass die körpereigenen Zellen die Konzentrationsunterschiede gelöster Teilchen auf beiden Seiten auszugleichen versuchen und sich daher bis zum Platzen mit Wasser füllen. Völlig mineralien- und salzfreies Wasser gelangt jedoch nicht in die Zellen, denn auch über feste Speisen kommen diese wichtigen Substanzen in den Körper und vermischen sich im Magen. Gerade hier setzt aber weitere Kritik an: Da das destillierte Wasser völlig mineralstofffrei ist, raube das Wasser dem Körper die wichtigen natürlichen, organischen Mineralstoffe, die der Körper dringend brauche. Meine Eltern tranken weder Leitungswasser, noch Mineralwasser und auch kein destilliertes Wasser. Sie bevorzugten, und meine Mutter bevorzugt noch heute, das Wasser, das sie über eine ausgereifte Filtertechnologie im eigenen Hause produziert.

Wasserfilter
An der Umkehrosmose führt kein Weg vorbei!

Welche Filtertechnologie steht heutzutage überhaupt zur Verfügung? Da wären billige Tisch- oder Tisch-/Kannenfilter, oder vollelektronische Wassersprudler oder dergleichen Geräte. Sie kosten zwischen 20 und 800 Euro. Und was leisten sie für diesen Preis? Die einen fügen lediglich Kohlensäure in das unbehandelte Leitungswasser, andere entfernen lediglich Kalzium und Magnesium durch Kationenaustauscher aus dem Trinkwasser. Für die ausgefilterten Stoffe wird dann ein anderes Kation ins Wasser abgegeben. Erfolg: Der PH-Wert des Wassers wird bis auf PH 4 (gut wäre PH 6,8) abgesenkt. Dies fördert die Übersäuerung des Körpers (Achtung: Schon wieder droht Übersäuerung, siehe weiter vorn in diesem Kapitel). Eine Filterung auf andere Stoffe findet in der Regel nicht statt. Zudem neigen diese Filter durch das „Stehen" des Wassers zum Wachstum von Keimen. Also: Keine Lösung! Welche Lösung bietet sich denn dann an? Fachleute sagen, dass an der Umkehrosmose kein Weg vorbeiführt, wenn man heutzutage sauberes, trinkbares, gesundes Wasser haben will.

Aber was ist Umkehrosmose eigentlich?

Fragen wir an bei Wikipedia: *Die Umkehrosmose ist ein physikalisches Verfahren zur Wasseraufbereitung. Sie wird zur Wasseraufbereitung für Trink- und Prozesswasser, zur Abwasserbehandlung und zum Aufbereiten von Aquarienwasser verwendet. Auch Fruchtsaftkonzentrate werden nach diesem Prinzip hergestellt. Bei der Umkehrosmose (auch: der Reversosmose) benutzt man Druck, um den natürlichen Osmose-Prozess umzukehren. Der anzuwendende Druck muss dabei größer sein als der Druck, der durch das osmotische Verlangen zum Konzentrationsausgleich entstehen würde. Trinkwasser hat einen osmotischen Druck von weniger als 2 bar, der angewendete Druck für Umkehrosmose ausgehend von Trinkwasser beträgt 4-30 bar, je nach verwendeter Membran und Anlagenkonfiguration.*

Soweit der theoretische Hintergrund. Meine Eltern haben vor vielen Jahren eine solche Anlage in ihrem Hause installieren lassen. Die Anlage bietet ihnen gesundes, weiches Wasser aus dem eigenen Wasserhahn! Diese Umkehrosmose-Anlage entfernt bis zu 99 % aller Schadstoffe aus dem Wasser. Kern dieses Systems bildet eine mehrschichtige Filter-Membrane, die so kleine Poren hat, dass sie praktisch nur Wassermoleküle durchlässt. Sie befreit so das Leitungswasser weitgehend von schweren Metallen, Bakterien und Viren. Das gefilterte Wasser ist in seiner Reinheit nur mit einigen wenigen natürlichen Quellen zu vergleichen.

Hier die Vorteile einer solchen Anlage:
- Weiches, reinstes, wohlschmeckendes und erfrischendes Wasser aus dem Hahn zum Trinken und zum Kochen: Nicht nur der Tee und Kaffee, auch Gemüse und Suppen schmecken besser und sind gesünder! Sogar zum Haare waschen ist das Wasser vorteilhaft: Die Haare werden glanzvoller, liegen besser, und lassen sich sogar besser tönen.
- Günstiger Preis (das ist allerdings relativ, dazu später mehr) – minimale Trinkwasserkosten.
- Kein Transport und keine Lagerung von gepacktem Trinkwasser, keine Entsorgung der Verpackung.
- Eliminierung von Blei, Chlor, Nitrat, Kupfer, Asbest, Arsen, Quecksilber, Aluminium, Uran, Strontium, PCP, DDT, Fluoriden, PAKs (Polyzyklische aromatische Kohlenwasserstoffe), Benzol, Toluol, Xylol, Kalk, Pilzen, Herbiziden, Pestiziden, Bakterien und Viren bis zu 99 %. Auch Hormone und Medikamente werden herausgefiltert!
- Einfache Montage beispielsweise unter der Spüle. Später sogar unter dem Sockel der Küche montierbar.
- Je nach Konfiguration ist geplant: Vollautomatischer Betrieb, Abschaltautomatik, Wasservitalisierung und noch einiges mehr.
- Geringer Platzbedarf mit 20 Liter Vorratstank, davon 12 Liter fertigem Trinkwasser.
- Längere Haltbarkeit der Haushaltsgeräte wie Bügeleisen, Wasserkocher, Kaffeemaschine, denn das Wasser ist ja zudem auch noch kalkfrei!

Einige technische Details:

1. Stufe: Sediment-Filter	Filtert Schmutz, Rost und Sandteile aus dem Wasser
2. Stufe: Aktivkohlefilter	Filtert feinste Partikel aus dem Wasser, reduziert Chlor und organische Verunreinigungen
3. Stufe: Aktivkohleblockfilter	Entfernt restliche Mikro-Sedimente und Chlorreste, schont damit die TFC-Membrane
4. Stufe: 50 GDP TFC-Membrane aus Polyamid	Mehrschichtige, halbdurchlässige Dünnfilm-Membrane, Kapazität von 190 Litern pro Tag (wichtigstes Filtermodul)
5. Stufe: Inline-Post-Aktivkohlefilter	Filtert nochmals das im Wassertank gespeicherte Wasser, sorgt für einen angenehmen, erfrischenden Geschmack
Wasserdruck	4–8 bar – für niedrigeren Druck wäre eine Druckförder-(Booster)-Pumpe zu verwenden
Maße (cm)	Anlage: 40 x 20 x 40 (L x B x H), Tank: 30 x 30 x 40, stehend oder liegend einbaubar
Gewicht	12 kg

Man meint, bestes Quellwasser aus großer Tiefe zu genießen. Einfach köstlich – und gesund.

Gutes Wasser

Fassen wir das Thema „Gutes Wasser" zusammen:
- je stiller ein Wasser ist, desto besser ist es für Sie,
- am besten wäre natürlich gutes, reines Quellwasser,
- mehrfach gefiltertes Osmose-Wasser kommt diesem natürlichen Quellwasser wohl am nächsten.

Wenn ich es mit meinen Ausführungen zum Thema „Gutes Wasser" erreicht haben sollte, dass Sie sich mit dem Problem „gesundes, gutes Wasser" einmal intensiver beschäftigen, und dann als Konsequenz daraus wenigstens auf „Stilles Wasser" statt Mineralwasser mit Kohlensäure umsteigen, dann hätte ich für Ihren Körper doch viel erreicht. Oder?

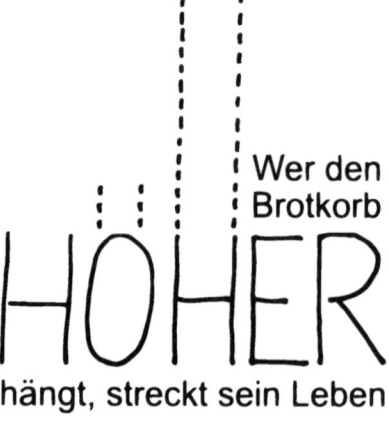

Wer den Brotkorb HÖHER hängt, streckt sein Leben

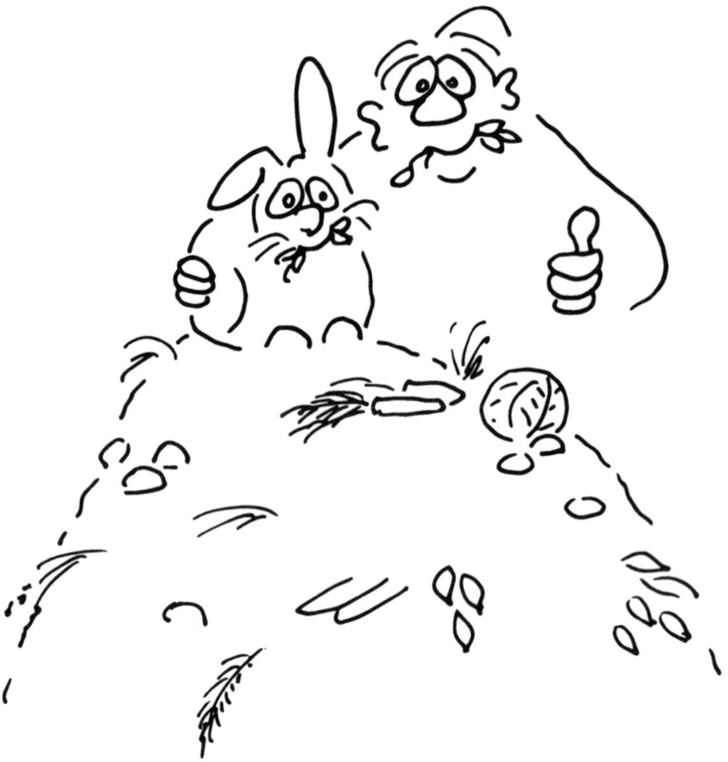

Prof. Dr. med. Gerhard Uhlenbruck, *1929, deutscher Immunbiologe und Aphoristiker

Kapitel 13
Tipps für die restlichen 50 Wochen im Jahr

*Wer den Brotkorb höher hängt,
streckt sein Leben.*

Prof. Dr. med. Gerhard Uhlenbruck *1929, deutscher Immunbiologe und Aphoristiker

**Fasten ist gesund – das haben wir jetzt schon gelernt.
Aber Fasten alleine ist zu wenig.**

Genauso wichtig für Ihre Gesundheit ist die restliche Zeit des Jahres. Regelmäßiges Fasten fördert die Umstellung auf gesunde Ernährung. Wenn man sich damit aber nicht genug beschäftigt und einfach wieder in seinen Alltagstrott schlittert, kann Einem Folgendes durchaus geschehen: Hier eine wahre Geschichte, die ich erst letztens gemailt bekam: „Endlich melde ich mich zurück mit meinen Ergebnissen der Breuss-Kur. Anfang September 2016 hatte ich damit begonnen, und es ging mir eigentlich ganz gut dabei. Ich fühlte mich zu Beginn fit, doch da ich leider unter anderem in der Hüfte eine Knochenmetastase habe, war ich auch nicht so beweglich, konnte weder schnell laufen noch rennen, sondern mich nur mühsam fortbewegen. Ich stand die 6-wöchige Breuss-Kur sehr gut durch, und ich bin stolz, dass ich das so gut geschafft habe, obwohl ich natürlich ziemlich energielos war. Ich hatte an vier Stellen Knochenmetastasen. Durch die Kur gingen die Schmerzen an zwei Stellen komplett weg (Schulterblatt und Beckenknochen). Durch Abtasten konnte ich feststellen, dass da nichts mehr war. Die Stelle beim Dekolleté und eben in der Hüfte schienen hartnäckiger zu sein - an den beiden Stellen verspürte ich noch einen leichten Schmerz. Aber, ich konnte wieder normal gehen ohne zu hinken, und ich konnte auch schon wieder einen schnelleren Schritt anschlagen.

Nach der Breuss-Kur verfiel ich leider, leider in eine richtige Fresssucht, und nach drei Wochen war alles dahin. Die Schmerzen und geschwollenen Stellen kehrten zurück, und ich kann wieder nur mit Müh und Not gehen. Leider fehlte mir ein Buch Ihres Vaters, das ich erst im Nachhinein las, wo er darin auf das Buch „richtig Essen nach dem Fasten" verweist. Ich habe mir dieses inzwischen zugelegt und gelesen und ernähre mich zur Zeit vegan, d.h. ich denke, dass ich nun weiß, wie ich mich nach der Breuss-Kur zu ernähren habe, und ich hoffe natürlich, dass es mir bei einem zweiten Anlauf gelingt.

Denn ich habe mir vorgenommen, die Kur zu wiederholen und am 27. Dezember damit neu zu beginnen. Ich bin einfach überzeugt, dass es das ist, was mir wirklich helfen kann. Ich habe mich nur gefragt, ob Ihr Vater auch solche Fälle wie mich hatte und ob er da jeweils spezielle Tipps gab? Natürlich habe ich etwas Angst, dass auch beim zweiten Mal nicht ganz alles verschwindet, und ich frage mich, was ich dann tun soll. Vielen herzlichen Dank im Voraus für Ihre Bemühungen!" Soweit die Geschichte! Und genau deshalb habe ich in diesem Buch neben dem Breuss-Fasten dem Lifestyle eine große Bedeutung gegeben. Ich hoffe, dass Ihnen die folgenden Seiten die nötige Motivation und viele wertvolle Tipps geben für einen gesunden Lebensstil für die restlichen 50 Wochen des Jahres:

1. Gesund essen und trinken

Lehren aus dem Fasten
Das Breuss-Fasten kann – besser: sollte – Impuls für eine Änderung des Lebensstils sein. Die positiven Erfahrungen des Fastens bewirken oftmals eine gesundheitsbewusstere Lebensführung. Denn das Fasten ist in unserer hektischen Zeit eine Art Besinnung, ein In-sich-Gehen. Es verhilft vielen Menschen dazu, ihr inneres Gleichgewicht zu stabilisieren, und birgt ein hohes Potential seelischer und geistiger Bereicherung. Das Heilfasten nach Rudolf Breuss kann der Einstieg sein in eine langfristig gesunde Gewichtsabnahme. Denn nicht nur der bewusste Umgang mit Nahrungsmitteln, sondern auch das langsame Kauen und regelmäßige Bewegung (z. B. Laufen, Nordic-Walking oder lange Spaziergänge) tragen zum Erfolg nicht nur der Kur sondern auch der langfristigen Gesundung bei.

Wichtig: Ein intakter Stoffwechsel
Unser Körper wird aus dem geformt, was wir essen und trinken. Jede einzelne kleine Zelle braucht ihre spezielle Nahrung, um die Funktionen in unserem Körper zu erfüllen. Und damit diese Nährstoffe überhaupt dort ankommen, wo sie hingehören, ist ein intakter Stoffwechsel notwendig. Für einen intakten Stoffwechsel wiederum brauchen wir einen gesunden Darm, der die Hauptaufgabe bei der Verwertung unserer Nahrung übernimmt. Das Breuss-Fasten bietet durchaus die Basis für solch einen gesunden Darm. Wenn man jedoch einen dauerhaften Erfolg für seine Gesundheit erzielen möchte, dann ist es unbedingt notwendig, auch die Ernährung dauerhaft daraufhin abzustimmen (siehe auch Kapitel 8).

Nicht alles in sich hineinstopfen!
Dazu zählt nicht nur die bewusste Auswahl der Lebensmittel (frisch und naturbelassen), sondern auch die Fähigkeit, „richtig" zu essen. Besonders wichtig ist hierbei, dass man langsam und mit Bedacht seine Häppchen zerkaut. Erstens trainiert man damit seinen Geschmackssinn, zweitens entlastet man dabei seinen Verdauungstrakt ganz enorm und, was nicht zu verachten ist, man merkt eher, wann man satt ist. Der Sättigungseffekt setzt beim Menschen nämlich erst nach etwa 20 Minuten ein. Wer das ignoriert und sein Essen

in Windeseile in sich hineinstopft, „überfrisst" sich daher recht häufig, kein Wunder, wenn es dabei zu Fettleibigkeit, Verdauungsbeschwerden, Magengeschwüren und anderen unangenehmen Dingen kommt.

Gesund bleiben
Wenn Sie nach dem Fasten gesund bleiben wollen, so empfiehlt sich eine einfache, naturbelassene Kost, d.h. nicht gespritzt, nicht konserviert, nicht zerkocht, und schon gar nicht wieder aufgewärmt. Also keine Fertiggerichte, keine Halbfertigware aus dem Kühlregal im Supermarkt sondern alles möglichst frisch! Sie müssen diese Hinweise nicht 100-prozentig befolgen, 90-prozentig reicht auch! Falls Obst und Gemüse nicht roh genossen werden können, sollte man es so kurz wie möglich dünsten. Achtung: Da stand „Falls das Obst und Gemüse nicht roh genossen werden kann", d.h. es sollte möglichst roh gegessen werden. Legen Sie doch zwei dreimal in der Woche einen Rohkosttag ein. Besonders gut verträglich ist morgens ein Glas zur Hälfte gefüllt mit Möhrensaft und zur Hälfte mit Rotebetesaft, entweder selbst gepresst oder als Fertigware erworben. Ebenso gesund und empfehlenswert ist ein Glas Breuss'scher Gemüsesaft, wie Sie ihn ja von der Kur her kennen.

Kann man sich jung essen?
Natürlich! Sie brauchen nur alle lebenswichtigen Vitamine, Mineralstoffe, Spurenelemente, Amino- und Fettsäuren. Dann können Sie 120 Jahre lang so vital und fröhlich sein wie mit 30.

Unser Essen ist die stärkste Droge
Mit der richtigen Nahrung stellen Sie Glückshormone selbst her, optimieren Sie Ihre Leidenschaft, verleihen Ihrer Stimmung Flügel – und verzögern das Altern.

Warum werden Sie nicht 120?
Mit rasanter Geschwindigkeit verlieren Sie ab **30 pro Jahrzehnt 15 Prozent Ihrer Leistungskraft**: Muskeln schwinden, die Haut wird welk, Nerven und Organe schwächeln, Blutgefäße verstopfen, Abwehrkräfte nehmen ab, der Geist wird träge, die Laune schlecht, die Libido erschlafft. Irgendwann um 45 diagnostiziert der Arzt dann Diabetes, Rheuma, Arteriosklerose, Gicht, Herzinfarkt, Schlaganfall oder sogar Krebs. **99 von 100 Menschen sterben vor Erreichen ihres biologischen Lebensalters**. Sie können auch als 100-jähriger noch 30 sein. Auch wenn Sie erst mit 50 beginnen. Gesundheit, gute Laune, Vitalität und Leistungskraft, Geistesblitze und Libido wieder erlangen. Hier habe ich einige einfach umzusetzende Tipps, die leicht in den Alltag integriert werden können, aber eine entscheidende Auswirkung auf Ihr allgemeines Wohlbefinden haben. Fangen Sie mit einem Tipp an, und wagen Sie sich Woche für Woche an die Umsetzung weiterer Tipps heran. Sie werden sehen, wieviel neue Lebensenergie Sie plötzlich zur Verfügung haben werden:

Essen Sie Leben.

Alles, was Sie mit 100 Grad Hitze im Kochtopf behandeln, haucht Leben aus. Leben ist frisch, reich an Biostoffen. Leben ist Obst, Gemüse und Fisch oder mageres Fleisch, in seiner rohen Form wie Carpaccio oder Tatar. Wir braten, grillen, dünsten, schmoren, kochen fast alles, ehe wir es essen. Der Originalzustand der Nahrung wird dadurch aber verändert. Da unser Körper aber biologisch nicht darauf eingestellt ist, so viel veränderte Nahrung aufzunehmen, ergeben sich durch die unvollständige Verdauung Rückstände, und die sind giftig. Besteht nun der überwiegende Teil unserer Ernährung aus denaturierter Nahrung wird der Organismus ständig überlastet. **Deshalb lautet der wichtigste Grundsatz – möglichst viel Nahrung mit hohem Wassergehalt zu sich nehmen!**

Die Erde besteht zu über **70 % aus Wasser.** Unsere Körper bestehen ebenfalls zu 70 % aus Wasser. Wenn unsere Erde zu 70 % aus Wasser besteht und diese Wassermenge braucht, um überleben zu können, erscheint es logisch, unserem Körper, der auch zu 70 % aus Wasser besteht, dadurch in bester Kondition zu erhalten, dass wir ihm eine **zu 70 % wasserhaltige Nahrung** zuführen. Woher soll der Körper sonst das Wasser nehmen, wenn wir es ihm nicht regelmäßig bewusst geben?

Obst, Gemüse und Salate sind die Nahrungsmittel, die einen natürlichen, hohen Wassergehalt besitzen. Alles andere ist konzentrierte Nahrung. Das bedeutet, dass Obst, Gemüse und Salate in unserer Ernährung überwiegen sollen! Die restlichen 30 % können aus konzentrierter Nahrung bestehen: Brot, Getreide, Fleisch, Milchprodukte, Hülsenfrüchte, etc. **Eiweiß** steckt nicht nur im Braten, sondern auch in mageren Milchprodukten, in Hüttenkäse, Geflügel, Fisch, Pilzen, Getreide und Hülsenfrüchte. Davon essen die meisten „Zivilisierten" zu wenig! Die Meisten haben deshalb einen zu niedrigen Eiweißspiegel, dadurch laufen Körper und Geist auf halber Kraft. Die Knochen sind instabil, die Muskeln schwach, das Immunsystem eine Katastrophe, die Psyche labil, der Geist träge. Natürliche **Kohlenhydrate** stecken in Allem, was gesund ist: in Obst, Gemüse, Kartoffeln und Vollkornprodukten. Damit das Gehirn auch immer genügend Nachschub hat, denn es ernährt sich nur von Zucker. Doch künstliche Kohlenhydrate wie Haushaltszucker und Weißmehl fördern Übergewicht, Arteriosklerose, Diabetes und schnelles Altern. Von natürlichen Kohlehydraten kann man nicht dick werden.

Die Nahrung, die Sie essen, verwandelt sich in Sie!
Zucker ist der schärfste Altmacher, den es gibt. Zucker und Stress killen das Testosteron (= das Hormon der Sieger) im Körper. Menschen, die ständig unter Strom stehen und dann noch Schokoriegel und Baguette essen, werden schlapp, antriebsarm, müde, impotent. Man verliert an Power, Durchsetzungskraft, Elan und Libido. Mann kommt schneller in die Wechseljahre. Manchmal versiegt im Alter von 45 bereits die Hormonproduktion.

Mit Natur süßen
Zucker ist ein chemisches Produkt, den Honig bringt die Biene. Studien zeigen: Honig lässt Wunden rascher heilen, beugt Herzinfarkt und Krebs vor.

Östrogen lässt länger leben
Östrogene stecken in Sojabohnen, Leinsamen, Sonnenblumenkernen, Roggen, Kichererbsen und Walnüssen. Durch den Verzehr von viel Soja, Sojasprossen und Tofu kommen die Japanerinnen viel später in die Wechseljahre. Das **Spurenelement** Chrom verlängert nachweislich das Leben. Es steckt in Bierhefe, Vollkornprodukten, Weizenkeimen, Brokkoli, Hummer, Krabben, Paranüssen, Kakao und schwarzem Tee.

Starten Sie morgens mit Obst.
Es liefert die Stoffe, aus denen kräftiges Haar, zarte Haut, straffes Gewebe ist. Vor allem Exoten (Papaya, Ananas) reinigen die Haut von innen. Oder starten Sie den Tag mit Obst und einem mageren Milchprodukt, und wenn Sie mögen, zusätzlich mit Müsli. Snacken Sie Natur: Trockenfrüchte, Cashewnusskerne, Sonnenblumenkerne, Obst, Gemüse. Knabbern Sie Rohkost, z.B. täglich 2 Stangen Sellerie, sie senken binnen 2 Wochen hohen Blutdruck.

Das Geheimnis des Erfolgs: Obst und Gemüse
Das Geheimnis der Menschen, die mit souveräner Leichtigkeit siegen, ist Obst & Gemüse! Warten Sie nicht: essen Sie Obst und Gemüse, damit diese Zauberstoffe in Ihrem Körper ihren vielfältigen Schutz entfalten können: sie killen Bakterien und Viren, beugen Krebs vor und stärken unsere Abwehrkräfte. Sie schützen vor Osteoporose, Herzinfarkt und Krebs. Wer sich gesund ernährt, lebt länger.

Gesunde Ernährung ist süße Anti-Aging Medizin
Vitamin C, das Anti-Aging Vitamin, kann das Leben um Jahre verlängern und hat folgende Anti-Aging Kräfte:
- es senkt hohen Blutdruck,
- es weist Cholesterin in seine Schranken,
- es reinigt die Wände der Blutgefäße von Ablagerungen,
- es stärkt das Immunsystem,
- es mindert die Gefahr von Allergien wie Asthma,
- es kräftigt Zahnfleisch und Bindegewebe,
- es wehrt Augenkrankheiten ab,
- es macht Spermien agil und
- es beugt Krebs vor.

Der Körper zeigt Ihnen ziemlich genau, wann er genügend Vitamin C im Organismus hat: mit Durchfall. Vitamin C ist übrigens das billigste Abführmittel der Welt! Olivenöl und Nüsse (Vitamin E), Zitrusfrüchte und Paprika (Vitamin C), Salate aus Obst oder Gemüse (Carotine), Fisch und Kokosnuss (Selen) gehören häufig auf den **Anti-Aging-Speiseplan**. Immer wieder Omega-3-Fettsäuren in Lachs, Thunfisch, Heilbutt und Hering senken den Blutdruck, erhöhen das gute Cholesterin, putzen die Blutgefäße frei und senken das Risiko für Thrombosen, Herzinfarkt und Schlaganfall. Marinieren Sie Ihren Salat mit dem Omega-3-Lieferanten Hanföl.

Überwiegend vegetarisch essen
Vegetarier haben um 39 % seltener Krebs, um 28 % niedrigere Herzinfarktraten. **Zweimal Fleisch pro Woche reicht.** Das Äußere unseres Körpers wird gereinigt, aber **das Innere** – was weit wichtiger wäre – **wird nicht gereinigt**. Es gibt Menschen, die ihr ganzes Leben lang nicht ein einziges Mal das tun, was notwendig wäre, um die giftigen Schlacken aus ihrem Körper herauszuwaschen. Dies ist nur möglich durch Fasten (mindestens 2 Wochen im Jahr) und der Aufnahme von Nahrung mit hohem Wassergehalt (bis zu 50 Wochen im Jahr), nicht jedoch durch Trinken von Wasser. Durch Wassertrinken werden keine Enzyme und andere lebenserhaltenden Elemente im Körper transportiert. Das kann nur das Wasser, das in Obst und Gemüse enthalten ist.

Obst hat von allen Nahrungsmitteln den höchsten Wassergehalt. Jede Obstart enthält zw. 80–90 % reinigendes, lebensspendendes Wasser. Dazu kommen all die Vitamine, Mineralstoffe, Kohlenhydrate, Aminosäuren und Fettsäuren, die der menschliche Organismus für seine Existenz braucht. **Die in Obst enthaltene Lebenskraft wird von keiner anderen Nahrung übertroffen.**

Wenn Obst **richtig** verzehrt wird, kann seine wohltätige Wirkung von nichts übertroffen werden. Durch seine Zusammensetzung ermöglicht Obst dem Körper, sich von seinen angesammelten Schlacken zu reinigen. **Wird der Körper auf diese Art gereinigt, steigert sich unser Lebensgefühl auf jede nur erdenkliche Weise.** Obst wird nicht im Magen verdaut. Alle Früchte (mit Ausnahme von Bananen, Datteln und Trockenfrüchten, die in bißchen länger im Magen bleiben) passieren den Magen in 20-30 Minuten. Deshalb darf es nie zusammen mit anderer Nahrung verzehrt werden. **Obst sollte nur auf leeren Magen gegessen werden.** Wenn wir Obst in der richtigen Weise essen, spielt es bei der Entgiftung unseres Körpers eine wichtige Rolle. Wenn man z.B. Obst nach einem Abendessen ist, dann beginnt die ganze Mahlzeit zu faulen und zu gären, verwandelt sich in Säure. Wir bekommen Magenschmerzen, Völlegefühl oder Sodbrennen, da das Obst daran gehindert wird, geradewegs durch den Magen in den Darm zu gelangen. Obst ist das wichtigste Lebensmittel, das wir überhaupt essen können. Dies gilt auch für saure Früchte wie Orange, Ananas und Grapefruit. **Sobald diese „sauren" Früchte sich innerhalb des Körpers befinden, reagieren sie basisch/alkalisch.** Obst und Gemüse können damit die in unserem Körper entstandenen Säuren neutralisieren.

Tipp: Wasser immer mit einer Scheibe Zitrone trinken und in den Wasserkrug frisch gepressten Zitronensaft geben, dadurch wird Ihr Körper basisch. Probieren Sie es aus! Und entdecken Sie:

- Wie gut tut Ihrem Körper die Schüssel Obst morgens
- wie leicht geht die Arbeit nach einem Rohkostteller mit Joghurtdip mittags nach einem Früchtesorbet statt Tiramisu zum Nachtisch
- wie herrlich beschwingt fühlt man sich nach einem Kabeljau mit Kapern abends
- die richtige Ernährung macht aus Ihnen einen neuen, einen vitalen, glücklichen Menschen.

Die Kreter beispielsweise essen 230 kg Obst und Gemüse pro Kopf im Jahr (wir ca 83 kg), nur ab und zu ein Festtagslamm – sie leiden um 78 % seltener an Herzinfarkt und nur halb so häufig an Krebs. **Das Leben wird plötzlich leicht. Sie werden schlank, fit, dynamisch, glücklich – endlich wieder jung.**

Wein und Knoblauch
Wein lässt das Herz nachweislich gesünder schlagen. Gegen ein Achterl hin und wider ist also nichts einzuwenden. Alles mit Maß und Ziel. Knoblauch, die Knolle der 100-jährigen verbessert den Blutfluss, hält die Gefäße rein, beugt Herzinfarkt und Schlaganfall vor.

„Morgens brauche ich meinen Kaffee, um wach zu werden – mein Magen rebelliert aber ab und zu..."

Wenn Sie der Überzeugung sind, Sie brauchen morgens nach dem Aufstehen Ihren Kaffee, um wach zu werden und den Tag beginnen zu können, versuchen Sie, z.B. nach der Breuss Kur, den Tee der Kur einfach morgens beizubehalten. Sie können auch in der ersten Phase einen guten Schwarztee, z.B. Darjeeling wählen und dann, in Phase 2, zu Kräutertees oder Pfefferminztee übergehen und einfach dabei bleiben. Sie werden nach einiger Zeit merken, dass Sie Ihren Kaffee frühmorgens nicht mehr benötigen. Es ist alles die „Macht der Gewohnheit". Genießen Sie dann z.b. gegen 9 oder 10 Uhr Ihre erste Tasse Kaffee, als bewusste Pause oder als erste Belohnung des Tages. Ihr Magen wird es Ihnen auf Dauer danken. Einfach ausprobieren! Erfolg garantiert!

Essen Sie Algen und Fisch – zum Beispiel in Form von Sushi!

Schüßler-Salze

Die homöopathischen Arzneimittel werden vor allem vorbeugend eingesetzt. Viele Krankheiten entstehen durch **Störungen des Mineralstoffgehalts in den Körperzellen.** Es gibt heute 33 Schüßler-Salze, die über die Mundschleimhaut genau dorthin gelangen, wo sie gebraucht werden. Menschen, die sich nicht so wohl fühlen oder einen Leistungsabfall spüren, müde sind, mangelnde Abwehrkräfte haben, deren Haare oder Nägel schlecht sind – sie können durch Schüßler-Salze wunderbar gestärkt werden. Ich nehme z.B. phasenweise die Nr. 11 für Haare, Haut und Nägel, um leere Depots wieder aufzufüllen. **Ich weiß, es wirkt!**

Wasser, täglich 3 Liter

Trinken Sie täglich mindestens 3 Liter. Mineralwasser, grüner oder schwarzer Tee, auch Gemüsesäfte knausern mit Kalorien. Meiden Sie alle zuckerhaltigen Getränke (Limonaden, Cola, Fruchtnektare), und trinken Sie nicht mehr als 1 bis 2 Gläser trockenen Wein. Trinken Sie jeden Morgen nach dem Aufwachen, noch vor dem Frühstück, ein Glas Wasser. Trinken Sie zehn Minuten vor jeder Mahlzeit ein Glas Wasser. Somit können Sie das Verlangen Ihres Körpers nach Wasser befriedigen und gleichzeitig Ihre eventuelle Abhängigkeit von „soft drinks" abstellen. Trinken Sie Wasser vor oder nach ihren Mahlzeiten, nicht während des Essens. Ansonsten verwirren Sie Ihre Verdauungssäfte und diese können nicht effektiv arbeiten. Es kommt zu Verdauungsproblemen. Trinken Sie entweder 15 min vor dem Essen oder 15 min nach dem Essen. Und Ihre Verdauung klappt besser!

Tipp: Wasser **immer** mit einer Scheibe **Zitrone** trinken und in den Wasserkrug frisch gepressten Zitronensaft geben, dadurch wird Ihr Körper **basisch**. Probieren Sie es aus!

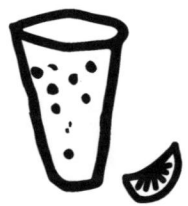

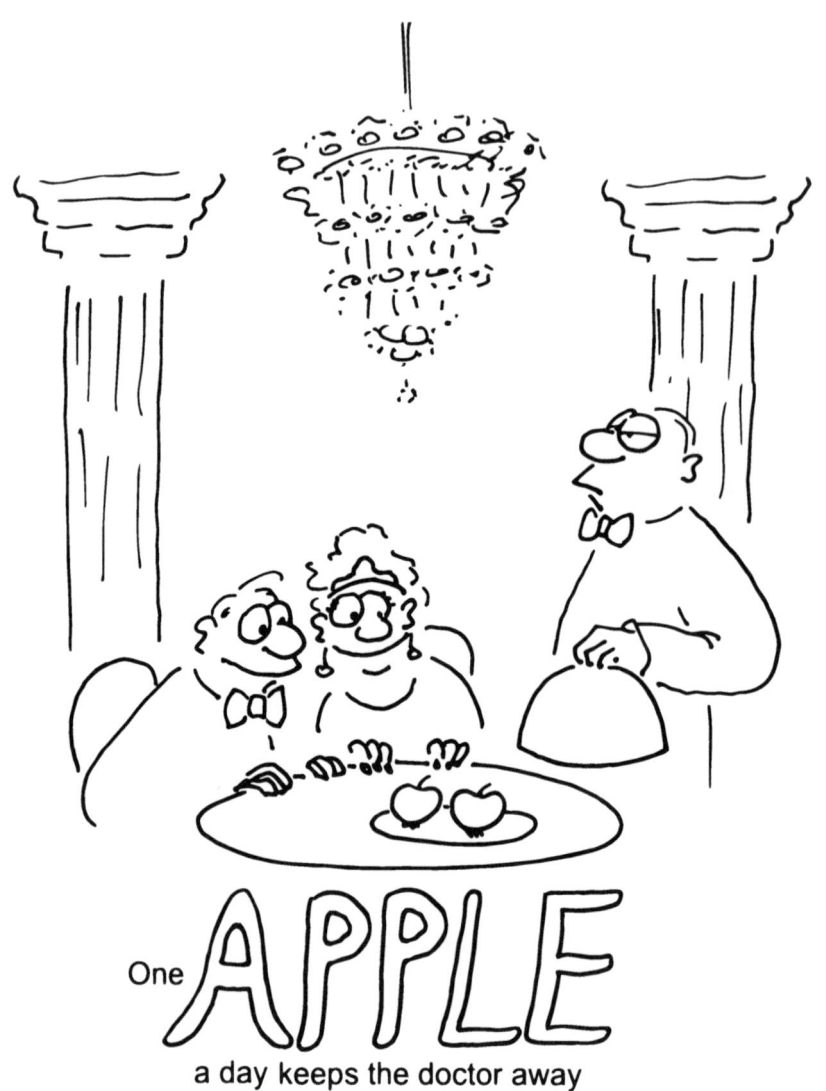

Vitalstoffe in ihrer natürlichen Verpackung sind unschlagbar und sollten die Basis unserer Ernährung bilden:

Apfel
„One apple a day keeps the doctor away" - noch besser: zwei ungeschälte Äpfel pro Tag, abends verzehrt. Das Rezept befreite schon Goethe und Schiller von Magenleiden und Schlafstörungen. Der Quellstoff Pektin saugt im Darm giftige Abfallstoffe auf, hemmt das Wachstum schädlicher Bakterien und schützt vor gefährlichen Cholesterinablagerungen in den Blutgefäßen.

Basilikum
Bauern vom Balkan kauen vor Markttagen einige Blättchen der Aromapflanze: Sie glaubten, dass das Kraut sie schlau und überlegen mache. Und tatsächlich: Basilikum schützt Nerven- und Körperzellen vor Stress-Schäden. Ätherische Öle entspannen und stärken Nerven, steigern die Gedächtnisleistung.

Tipp: Stellen Sie eine Basilikumpflanze auf Ihren Schreibtisch und knabbern Sie immer wieder mal ein Blättchen zwischendurch!

Brennnesseln
Ob als Salat, Pflanzensaft oder Tee: nichts entschlackt den Körper wirkungsvoller als das vermeintliche Unkraut. Gerbstoffe putzen Magen und Darm, fördern die Gallenausscheidung. Brennnesseln schwemmen Harnstoffe aus dem Gewebe, schützen vor Gicht, lindern Rheuma. Saft oder Tee reinigen die Haut von innen, lassen sie frisch und rosig aussehen. Tipp: 14 Tage lang 1 Tasse Tee morgens, mittags und abends entgiftet und entschlackt den ganzen Körper.

Acker- oder Feldsalat
gehört eigentlich unter das Arzneimittelgesetz, denn er enthält in hoher Konzentration Magnesium und das Power-Vitamin C. Seine hohe Kaliumkonzentration macht dem Herzmuskel Beine, schützt vor Herzinfarkt und Angina Pectoris.

Grüner Tee
bester Krebsschutz, denn in den Teeblättern sind Katechine enthalten, die freie Radikale unschädlich machen – 100 x stärker als Vitamin C, 25 x stärker als Vitamin E und doppelt so wirksam wie Rotwein (am besten 2–3 Tassen pro Tag). Grüner Tee enthält wie Kaffee den Muntermacher Coffein. Er senkt aber, im Gegensatz zu Kaffee, den Blutdruck, baut Cholesterin ab und schützt vor Herzinfarkt.

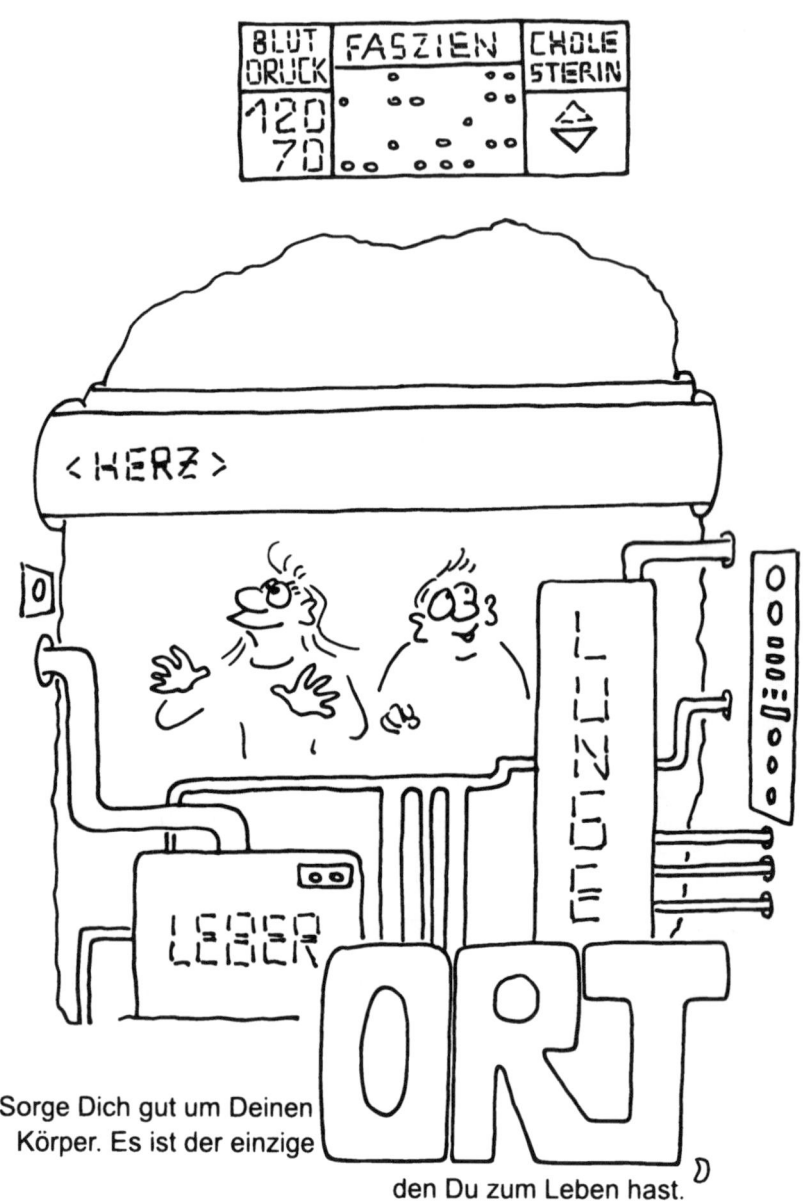

Sorge Dich gut um Deinen Körper. Es ist der einzige Ort, den Du zum Leben hast.

Jim Rohn, Unternehmer, Autor, Motivationstrainer

Heidelbeeren
die Farbstoffe der blauen Beere schützen vor Krebs, da sie freie Radikale im Körper entschärfen. Heidelbeeren helfen gegen Krebs, Herzleiden und chronischen Krankheiten.

Nüsse
Es wird empfohlen, gut 40g Nüsse (Walnüsse, Mandeln, Haselnüsse, Erdnüsse) täglich zu knabbern. Denn regelmäßiger Nussverzehr schützt effektiv vor Herzerkrankungen, Diabetes, Schlaganfällen und Gedächtnisschwäche. Die ungesättigten Fettsäuren darin (wie etwa die begehrten Omega-3-Fettsäuren als „Brainfood") verbessern u.a. das Verhältnis von gutem und schlechtem Cholesterol (HDL/LDL). Nüsse haben reichlich Ballaststoffe (ungeschälte Mandeln für die Darmflora), hochwertige Aminosäuren, Vitamine (wie Vitamin E, Vitamin B6, Folsäure), Mineralstoffe (wie Magnesium und Kalium), Spurenelemente (wie Eisen (liegt bei Haselnüssen über dem Rindfleisch), Zink, Selen, Kupfer) und sekundäre Pflanzenstoffe (wie Polyphenole). In puncto Antioxidantien halten sie locker bei Blau- oder Gojibeeren mit. **Nüsse sind randvoll mit gesunden Substanzen.**

Genießen
Genießen Sie das Leben, die Freunde, den Wein, das Essen. Wahre Genießer haben keine Probleme mit dem Gewicht. Wer täglich 30 Minuten lächelnd läuft, hat keine Lust mehr auf Braten und Torten.

2. Sich bewegen

Bewegung gilt als **effektivstes und günstigstes Anti-Aging-Mittel**, vor allem Ausdauer- und Kraftausdauersportarten sind eine wahre Verjüngungskur. Wissenschaftler sagen, mit regelmäßiger sportlicher Betätigung könne man sich um bis zu 20 Jahre jünger machen. Um durch Bewegung eine straffere Haut und definierte Muskeln zu erzielen, braucht es allerdings Disziplin und Regelmäßigkeit. In Aktion schütten Muskeln **Myokine** aus. Diese Botenstoffe haben zahlreiche positive Wirkungen, die uns jünger erscheinen lassen. Sie sind u.a. **knochenstärkend, entzündungshemmend, stimulieren das Immunsystem, sind gut für den Fettstoffwechsel und regen die Psyche an.** 90 Minuten Sport pro Woche gelten als Mindestmaß, um den Effekt zu erzielen. Wer trainiert, verlangsamt das Altern. Die Muskulatur ist ein ganz wichtiger Faktor für ein langes Leben.

Mit fortschreitendem Alter benötigt der Körper längere Regenerationszeiten. Sport hilft dabei, sich rascher zu erholen. Wer regelmäßig Sporteinheiten einlegt, fühlt sich morgens weniger schlapp, ist tagsüber leistungsfähiger und schläft nachts besser. Gleichzeitig ist Bewegung das beste **Anti-Falten-Mittel**. Wo Anti-Falten-Cremes wirkungslos sind, sorgt Muskelaktivität für eine gute Durchblutung und strafft das Netz aus Kollagenfasern. Vor allem Ausdauersportarten fördern die Ausschüttung von Glückshormonen und hemmen die Produktion von Stresshormonen.

Im Sinne einer ganzheitlichen Gesundheit sollte Bewegung generell ein fester Bestandteil Ihres Lebens sein oder werden. Die größten Erfolge erzielen Sie mit **Bewegungsritualen**, wenn Sie sie ganz bewusst in Ihren Alltag einplanen. Sie geben im Alltag Struktur und Sicherheit; durch die Regelmäßigkeit kann sich die positive Wirkung noch besser entfalten. Ich habe im Jahr 2012 mit dem Laufen begonnen, eine Sportart, die ich bis dahin gehasst habe. Ich habe regelmäßige Laufpartner, was die Bewegung zum Termin macht und zur Regelmäßigkeit. Uns stört schlechtes Wetter nicht. Wir freuen uns auf gute Gespräche während des Laufens und darauf, in Form zu bleiben, zu jeder Jahreszeit.

Tipp: Täglich 30 Minuten laufen: leicht, locker, **lächelnd**.

Aber nicht nur Fitness ist wichtig, **Kraft** wird im Alter immer wichtiger. Deshalb sind idealerweise auch Krafteinheiten einzuplanen. Man kann sie gut zu Hause durchführen, braucht weder Gewichte noch Fitnessstudio dazu. Aber Regelmäßigkeit ist auch hier gefragt.

Mehr Muskeln
Schwillt der Muskel etwas an, strafft sich die Haut, man sieht jünger aus. Durch tägliches Laufen gewinnt man Muskeln. Doch wer pro Tag 10–15 Minuten mit Hanteln oder dem Theraband verbringt, lässt gezielt Muskeln wachsen – und erntet mehr Power, weil der Blutspiegel an Testosteron ansteigt.

Auf die Faszien kommt es an
Wichtiger als die Muskeln ist das Bindegewebe. Faszien durchziehen unseren gesamten Körper und geben Muskeln und Organen Halt. Sind die Faszien verklebt, nutzen die stärksten Muskeln nichts. Faszientraining kann daher als Königsdisziplin des Anti-Agings bezeichnet werden. Faszien sind an allen Bewegungen beteiligt. Wenig Bewegung kombiniert mit falscher Ernährung führt dazu, dass unser Fasziennetz an Elastizität verliert. Es kommt zu Verhärtungen, und genau die sind dann für viele Schmerzen verantwortlich. Beim Faszientraining kommen unterschiedlich harte Schaumstoffrollen zum Einsatz und bügeln die Verhärtungen wieder aus. Nach einiger Zeit fühlt man sich jünger und vitaler und profitiert von mehr Elastizität, Geschmeidigkeit und verbesserter Koordination.

Gestalten Sie Ihren Lebensstil sportlicher!
Treppen statt Lift, Fahrrad statt Auto, etc. Alle Ausdauersportarten eignen sich hervorragend zur Körperverjüngung. Übrigens nicht nur Walking, Joggen und Biken. Auch Tanzen ist ein hocheffektives Ausdauertraining. Eine der effektivsten Varianten ist Langlaufen; auch sämtliche Sportarten im Wasser (Schwimmen, Aqua-Aerobic, etc) sind echte Körperstraffer.

Die besten Jungbrunnen-Fitnessgeräte
Theraband und Kettleband straffen schonend die Muskeln. Smovey, Flexi-Bar und XCO-Hanteln aktivieren die tiefschichtige Muskulatur. Black Roll und Aktiv-Hula-Hoop-Reifen sind Jungbrunnen fürs Bindegewebe. Oder gehen Sie regelmäßig mit Ihrem Hund nach draußen! Bei Sport gilt: viel trinken! Am besten mineralstoffreiches Mineralwasser gemischt mit Apfelsaft – das ist besser als jeder Iso-Drink.

Wundermittel Bewegung

Nochmals zusammengefasst – Regelmäßiger Sport:
- **stärkt das Herz** – regelmäßiges Ausdauertraining kräftigt die Herzmuskulatur.
- **beugt Bluthochdruck vor** – regelmäßige Bewegung hält die Blutgefäße elastisch. Der Widerstand in den Gefäßen verringert sich und das Risiko für Bluthochdruck sinkt.
- **reguliert den Cholesterinspiegel** – dadurch wird das Risiko für Arteriosklerose und Folgekrankheiten wie Schlaganfall oder Herzinfarkt gemindert.
- **senkt Diabetes-Risiko** – Sport kann Diabetes mellitus vorbeugen. Typ-2-Diabetes und Insulinresistenzen haben weniger Chancen.
- **festigt die Knochen** – Sport regt unsere Knochen dazu an, neue Knochensubstanz zu bilden.
- konsequentes Langzeittraining über viele Jahre **senkt gar das Brust- und Darmkrebsrisiko** um bis zu 30 Prozent.
- sogar **Gene können positiv beeinflusst werden**. Die Länge der Chromosomen kann durch Ausdauertraining deutlich länger stabil gehalten werden. Der genetische Altersunterschied zwischen Inaktiven und körperlich Aktiven kann zehn Jahre ausmachen.
- **hält schlank** – Sport verbrennt Kalorien. Und durch Bewegung wird der Grundumsatz erhöht. Dieser gibt an, wie viel Energie der Körper in Ruhe verbraucht. Je mehr Muskeln man hat, desto höher ist auch der Grundumsatz.
- **macht geistig fit** – ist das Gehirn besser durchblutet, wird es mit mehr Nährstoffen und mehr Sauerstoff versorgt.

Wie schaffe ich es, mehr Sport zu treiben?

Steigen Sie gemächlich ein: beginnen Sie zunächst mit einer Sporteinheit (z.B. Joggen oder Walken) am Wochenende, da haben Sie mehr Zeit. Wenn Sie sich daran gewöhnt haben, können Sie eine zweite Trainingseinheit (Kräftigungsprogramm) unter der Woche einführen. Im nächsten Schritt können Sie eine weitere Trainingseinheit einführen oder Sie verlängern die Dauer der ersten beiden Einheiten. Als optimal gelten drei bis vier mind. 30-minütige Einheiten pro Woche. Gezieltes und lebenslanges Kraft- und Ausdauertraining ist wichtig. Je intensiver, desto besser, haben neueste Forschungen erwiesen. So ersetzt etwa 15 Minuten Laufen 90 Minuten Nordic Walking. Und: sobald man mit dem Training aufhört, ist die positive Wirkung allerdings rasch wieder weg!

3. Sich selbst motivieren

Abonnieren Sie den kostenlosen Tipp des Tages von Anthony Robbins und empfehlen Sie ihn weiter. Mir hat er schon oft den Funken Motivation gegeben, der mir gerade gefehlt hat oder die Sekunden einzuhalten, wenn es wichtig ist. Sie möchten auch andere mit dem Tipp-des-Tages bereichern? Hier können sich Ihre Freunde und Kollegen anmelden:

www.anthonyrobbins.de/tipp-des-tages.html

Hier ein Beispiel: Schlechte Laune? Gute Laune? Manche Menschen verteidigen schlechte Laune als ihr Recht. Doch ist es nicht auch etwas anmaßend sich selbst und anderen gegenüber schlecht gelaunt zu sein? Wir haben die Wahl für unser „Tagesmenü".

Erinnere Dich stets, in jeder Minute schlechte Laune, verlierst Du 60 „Gute Laune"-Sekunden, mindestens jedoch „dankbare" Sekunden. Denken Sie darüber nach, welche Impulse Ihnen dieses Zitat geben möchte, und setzen Sie die Anregung in die Tat um!

4. Gesund schlafen

Schlafen ist etwas sehr persönliches, Jeder hat seinen individuellen Schlafrhythmus. Ideal sind 8 Stunden Schlaf pro Nacht, die beste Schlafenszeit ist zwischen 22 und 6 Uhr. Nachts wach zu bleiben ist ungesund, der Geist ist unruhig und kommt aus dem Gleichgewicht. Versuchen Sie nach Möglichkeit auch zu vermeiden, tagsüber zu schlafen. Schlaf ist eine zentrale Ressource von Gesundheit. Schlafmangel schwächt das Immunsystem, lässt Herz-Kreislauf-Erkrankungen steigen, reduziert Merkfähigkeit und Konzentration und fördert Übergewicht. Der Schlaf stellt sich gegen ein permanentes Funktionieren, er ist ein Schutzwall vor den Zwängen des Alltags: ein Ort, wo nicht konsumiert und nicht gearbeitet werden kann. Eine der einfachsten Maßnahmen, Ihre Lebensqualität zu verbessern, ist bei **offenem Fenster zu schlafen**! Viele Menschen wissen dies nicht und zwingen sich, schlechte, unreine Luft einzuatmen. Denken Sie daran, dass sie mit jedem Ausatmen giftiges Kohlendioxyd und andere giftige Abfallprodukte ausscheiden.

Wenn Sie sechs, sieben oder acht Stunden in einem geschlossenen Raum schlafen, steigt der Gehalt an Kohlendioxyd im Raum an, und Sie atmen es wieder ein. Jeder weitere Atemzug enthält weniger Sauerstoff. Zwar ruhen viele Funktionen unseres Körpers während des Schlafs, andere aber laufen weiter. So ist z.B. der Assimilationsprozess in Gang, der die Nährstoffe aufnimmt. Er wird in seiner Effektivität beträchtlich eingeschränkt, wenn der schlafende Organismus keine frische Luft bekommt. Einer der Hauptgründe für den benommenen Zustand morgens nach dem Erwachen ist die Tatsache, dass in der Nacht abgestandene Luft anstatt frischer Luft eingeatmet wurde. Schlafen zwei Personen in einem Raum, wird die Luft zweimal so schlecht. **Öffnen Sie ein Fenster!** In der kalten Jahreszeit genügt es, das Fenster nur ein paar Zentimeter zu öffnen und eine Decke mehr aufzulegen. Sie werden sofort eine deutliche Steigerung Ihrer Vitalität feststellen, wenn Sie diese einfache und doch so wohltuende Maßnahme ergreifen.

5. Mental entgiften – die Rolle unserer Gedanken

Leben im Hier und Jetzt
Wenn Sie essen, essen Sie.
Wenn Sie sprechen, sprechen Sie.
Wenn Sie gehen, gehen Sie.
Das ist das ganze Geheimnis!
Seien Sie stolz, wenn Sie nicht multitaskingfähig sind.

Positives Denken
Wiederholen Sie Ihr Motto (z.B. **„Ich fühle mich jeden Tag besser"**) regelmäßig, so konzentriert sich Ihr Geist darauf, dies beeinflusst das ganze System positiv. Dies wirkt sich auf Ihr körperliches Wohlbefinden aus und ein positives Lebensgefühl wirkt auf unsere inneren Organe wie ein Lebenselixier. Auch Ihre zwischenmenschlichen Beziehungen profitieren von einer positiven Einstellung zu Ihrem Gegenüber.

Dankbarkeit üben
Nehmen Sie sich jeden Abend einen Moment Zeit, um über die Geschehnisse des Tages oder Dinge in Ihrem Leben zu reflektieren, für die Sie dankbar sind. Diese Konzentration auf das Positive wirkt sich wunderbar auf das Wohlbefinden aus und lässt das innere Licht wieder aufflackern.

Gutes Karma
Gutes für uns und andere zu tun hat einen Einfluss auf den Verlauf unseres Lebens. Es nährt unsere Seele, es hilft uns, uns gut zu fühlen und nicht nur um unsere eigenen Probleme zu kreisen – dadurch kann unser Licht noch heller scheinen. Versuchen Sie, nach besten Absichten zu handeln und die kleinen Dinge im Leben (ein schöner runder Stein, ein Abendrot, ein Regenbogen, Tau am frühen Morgen, ein Marienkäfer, ein Lächeln in der U-Bahn, ein Vogelnest, morgendliche Sonnenstrahlen, das Schnurren einer Katze, u.v.m.) zu würdigen. Seien Sie der helle Funke im Leben anderer.

Zufrieden sein
Versuchen Sie, Zufriedenheit anstelle von Genervtheit oder Ärger zu spüren – selbst dann, wenn es unmöglich scheint. Erinnern Sie sich daran, dass Sie andere Menschen nicht ändern können, aber Ihre eigene Reaktion auf sie schon. Erlauben Sie sich, zufrieden zu sein und beobachten Sie, wie dabei Ihr inneres Leuchten nach außen scheint.

I don´t need an excuse to feel good!
Anthony Robbins, Entrepreneur, Autor, Motivationstrainer und Peak Performance Stratege

Keine Negativität

Negative Gedanken, verhaltene Aggression, Zorn, Trauer, Verlustängste und Konflikte zehren an Ihren Immunkräften. Wenn Sie sich häufig mit negativen Menschen umgeben, kann es ein Kampf sein, positiv gestimmt zu bleiben. Freunde sollten uns unterstützen, uns Freude schenken und für uns da sein, wenn unser Licht erloschen ist – denn sie glauben an uns. Manchmal ist das Loslassen von negativen Menschen und Angewohnheiten der richtige Weg. Stecken Sie Ihre Freunde mit Ihrer positiven Energie an und helfen Sie ihnen dabei, ihr Licht heller werden zu lassen.All diese Dinge helfen Ihnen dabei, Ihr Licht strahlen zu lassen… und wenn Sie einmal erlebt haben, zu was Sie fähig sind, wird es leicht sein, diese Energie mit der Welt teilen zu wollen!

Lebensfreude vermehren

Lebensfreude gibt uns Aufschwung und Mut. Lebensfreude ist eine unerschöpfliche Kraftquelle, die wir anzapfen können, wenn es uns oder anderen nicht so gut geht. Das Beste ist: wir können sie aus uns selbst heraus erzeugen. Beherzigen Sie den wichtigsten Tipp für mehr Lebensfreude: **machen Sie sich immer wieder bewusst, wie gut es uns doch geht.** Das fällt im Alltag nicht immer leicht. Aber es lohnt sich, denn wer selbst lebensfroh ist, kann dieses Glücksgefühl an andere weitergeben. Das setzt voraus, dass wir bereit sind, **die kleinen Freuden im Alltag** wahrzunehmen.

Es beginnt damit, sich vor Augen zu halten, dass für die meisten **jede Lebensphase andere Facetten der Freude** bringt. Der jeweiligen Lebensphase die positiven Seiten abzugewinnen, schenkt Optimismus. Vergangenes zu bedauern, macht unzufrieden. Sich über Dinge zu grämen, die man ohnehin nicht ändern kann, ist vertane Lebenszeit. **Das Zauberwort heißt Gelassenheit.** Wer versucht, die Dinge entspannter anzugehen, ist schon auf dem richtigen Weg. Versuchen Sie sich, von der Meinung anderer frei zu machen. Sie sind, wie Sie sind und so sind Sie richtig. Derzeit ist ein **Wertewandel** zu spüren. Menschen suchen wieder Freude beim gemeinsamen Kochen, in Garten- oder Hausarbeit. Konsum zu reduzieren, kann befreien. Dinge miteinander zu teilen, achtsam mit den natürlichen Ressourcen umzugehen, kann bereichern. Nehmen Sie sich jeden Tag eine halbe Stunde Zeit nur für sich. Für Sie ganz allein. Tagträumen, auf dem Sofa liegen, Musik hören, in die Natur hinausgehen, ein Bad nehmen, sich genussvoll einölen und abwarten, bis die Haut die Essenz aufgenommen hat. Genießen Sie den Moment der Wonne, Ruhe und Entspannung.

Schreiben Sie ein **Freude-Tagebuch**: Listen Sie täglich fünf Dinge auf, die Ihnen toll gelungen sind. Wie Sie den Tisch gedeckt haben, das Blumenarrangement dazu, wie Sie der Kollegin geholfen haben, wie Sie ein Problem gelöst haben, wie Sie der Verkäuferin gedankt haben. Nach ein paar Wochen werden Sie sehen, was für ein lebensfroher Mensch Sie sind. Nehmen Sie Kritik nicht persönlich, sondern denken Sie immer daran: sie sagt viel mehr über den Absender aus als über Sie!

Leser leben länger

Wer viele Bücher liest, hat nicht nur eine größere Fähigkeit zur Empathie, kann sich also besser in andere Menschen hineinversetzen. Wissenschaftler fanden heraus: wer mehr als 3,5 Stunden in der Woche in Büchern schmökert, lebt im Durchschnitt zwei Jahre länger. Der Grund für das Phänomen ist noch unbekannt.

6. Positiv sprechen

Vom „Ich muss" zum „Ich will". Wörter machen biochemische Veränderungen im Körper. Deshalb sollte man immer versuchen, die richtigen Wörter zu finden und zu verwenden. Verwenden Sie in Ihrer mündlichen und schriftlichen Kommunikation (Brief, e-Mail) verstärkt folgende **Signalwörter**. Sie fördern die Beziehungsqualität und Ihre Überzeugungskraft:

gemeinsam • bestätigt • schätzen • Alternative • gerne • bequem • günstig • Wunsch • Garantie • sicher • leicht • einfach • richtig • Lösung • persönlich • natürlich • Angebot • nutzen • besonders • zeitsparend • betreuen • pflegen • empfehlen • unbedingt • entgegenkommen • Danke • vertrauen • zuverlässig • entsprechen • selbstverständlich

Lesen Sie sich anfangs ihr geschriebenes e-Mail durch und ergänzen dieses bewusst durch einige der oben genannten Wörter. Mit der Zeit werden Sie dann bereits unbewusst mehr und mehr von den Signalwörtern in Ihrer schriftlichen und später dann auch mündlichen Kommunikation einsetzen. Probieren Sie es einfach mal aus. Ich garantiere Ihnen, es wirkt!

Positive Kommunikation
Wie schon zuvor erwähnt, bewirken Wörter biochemische Veränderungen in Ihrem Körper.

Verwenden Sie eine klare Sprache
Sprechen Sie so wenig wie möglich im Konjunktiv. Kein Pilot meldet sich bei seinen Fluggästen mit: "Wir könnten jetzt eigentlich landen." Nein, er sagt: „Wir werden jetzt landen!" Melden Sie sich zu Ihrem nächsten Seminar nicht so an: „Ich würde gerne Ihr Seminar besuchen, falls eventuell noch ein Platz verfügbar wäre!" Sagen Sie vielmehr: „ Ich interessiere mich für Ihr Seminar!" Glauben Sie, dass Ihr Abnehmprojekt positiv verlaufen wird, wenn Sie sagen: „Ich wünschte, ich könnte 3 kg abnehmen."? Werden Sie konkret: „Mein Plan ist es, in 2 Wochen 3 kg abzunehmen. Morgen fange ich an zu fasten!"

Viele Menschen sprechen zu oft im **Konjunktiv** und verwenden zu viel **„Müllrhetorik"**, z.B. eigentlich, vielleicht, normalerweise, eventuell. Manchmal verwendet man gedankenlos Wörter aus der Zeit des Nationalsozialismus und sogar aus dem Bereich der Foltermethoden, wie: „Gib Gas!", „...durch den Rost fallen...", „Ich muss lernen bis zur Vergasung..", „Heute ist wieder eine Bombenstimmung!", „eintrichtern", „auf die Folter spannen", „wahnsinnig". Diese Wörter schwächen Ihre Kommunikation und führen nicht zu den gewünschten oder erhofften Erfolgen – denn Sie stehen sich damit selber im Weg.

In einer offenen und positiven Kommunikation verwenden Sie nicht:
- „**zu**hören", besser „**hin**hören"
- „**zu**sammen" besser „gemeinsam"
- „**gewalt**frei" besser „friedlich" (das Hirn hört nur Gewalt)
- „**stress**frei" besser „entspannt" (das Hirn hört nur Stress)

Folgende Ausdrücke sind ebenfalls zu vermeiden, da sie im Gesamtkontext negativ rüberkommen:
- „Lass mich nicht im **Stich**"
- „**Stich**wörter" (im Englischen „key words"), besser sind hierfür „Schlüsselideen" oder „Schlüsselworte"
- „Ich bin darauf **gestossen**"
- „Das **haut hin**"
- „**Hau** rein!"
- „Etwas **abwürgen**"

Verwenden Sie statt „Wann **treffen** wir uns?" besser: „Wann reden wir darüber? Wann setzen wir uns zusammen?" Sprache, die oft Wörter wie „benötige, muss, würde (eigentlich), wünschte, bitte sehr, darf bitten, würde bitten oder dürfte bitten" verwendet wirkt „bittstellerisch". Verwenden Sie eine klare, eine starke Sprache, wie: „gerne, gerne geschehen, selbstverständlich, natürlich" Sagen Sie genau, was Sie „wollen, brauchen, möchten", dann kennt sich Ihr (Geschäfts-)Partner aus.

Richtige Entschuldigung

Wenn sie versehentlich in der U-Bahn eine Person angerempelt haben, sagen Sie nicht „Tschuldigung" sondern: „Das wollte ich nicht, kann ich etwas für Sie tun?" Dies zeugt von wirlichem Interesse an unserem Mitmenschen, das schludrige „Tschuldigung" ist schon zu einer belanglosen Floskel geworden.

„Richtiges" Zuspätkommen

Wenn Sie zu einem Geschäftstermin mit Partnern, einem Seminar mit weiteren Teilnehmern zu spät kommen, sagen Sie nicht. „Ich entschuldige mich für mein Zuspätkommen, die U-Bahn hatte ein technisches Problem!" Kein Mensch interessiert sich für Ihr Problem. Vielmehr fühlt sich der Eine oder Andere gestört durch Ihr Zuspätkommen. Machen Sie also keinen unnötigen Wirbel daraus. Sagen Sie vielmehr: „Schön, dass Sie auf mich gewartet haben. Danke!"

Nur in Notsituationen
sollten Sie die Worte: „Ich **benötige** folgende Unterlagen". (nötige/Not), z.B. ich benötige Medikamente. **Verwenden Sie so wenig wie möglich das Wort „müssen".** Sagen Sie nicht: „Ich muss meinen Mann anrufen. Ich muss mein Kind abholen. Das muss ich mit meiner Kollegin besprechen." Besser sagen sie: „Das will ich mit meiner Kollegin besprechen!" Sie erscheinen kompetenter, positiver, dynamischer und sind mit Sicherheit erfolgreicher! Überlegen Sie bevor Sie sagen: "Ich möchte mich beschweren" sonst bekommen Sie evtl. die folgende (richtige) Antwort; „Bitte hier: die Sand- und Zementsäcke"! Verwenden Sie in Ihren Briefen oder eMails niemals den Satz: „Ich stehe Ihnen jederzeit gerne zur Verfügung." Keiner sollte „jederzeit" zur Verfügung stehen müssen. Besser ist, man limitiert seine Verfügbarkeit, man wirkt dadurch kompetenter. Besser also **„Für mögliche Fragen kommen Sie gerne auf mich zu."** Verwenden Sie in Ihrer mündlichen und schriftlichen Kommunikation mehr das Wort „Danke". Üblicherweise wird zu 70-80 % das Wort „Bitte" verwendet und nur zu 20-30 % das Wort **„Danke"**. Wer bittet und bettelt, macht sich Selbst klein. Wer dankt wirkt großherziger und souveräner.

Schreiben Sie nicht: „Bitte schicken Sie mir die Unterlagen schnellstmöglich." Sondern „Danke für das rechtzeitige Senden der Unterlagen." Sagen Sie nicht:" Schließen Sie bitte die Türe", sondern „Danke, dass Sie die Türe schließen!" oder „Ich bin Ihnen sehr dankbar, dass Sie die Türe schließen." Besser als „Bitte" ist „Sind Sie so freundlich" oder „Sind Sie so nett". Hören Sie den Unterschied? Spüren Sie den Unterschied?

An der Kommunikation kann man sogar die **Anzahl der Sterne eines Hotels** erkennen.
✷ Rauchen verboten!
✷✷✷ Bitte hier nicht rauchen
✷✷✷✷✷ Danke, dass Sie hier nicht rauchen.

Sie denken sicher: Dies sind doch alles nur kleine Nuancen, aber **das Gesamtpaket der Kommunikation entscheidet**, wie es **Ihnen gesundheitlich und beruflich geht** und Ihrem Gegenüber. Denken Sie darüber nach, besser noch: probieren Sie es aus! Was die Verwendung der falschen oder richtigen Wörter auslösen kann, hat der japanische Parawissenschaftler und Alternativmediziner **Masaru Imoto** in seinem Buch **„Die Botschaft des Wassers"** – „The hidden messages in water" intensiv und überaus interessant veranschaulicht. Lesen Sie es, es ist großartig, oder schauen Sie sich Filme auf youtube an. Sie werden staunen, was positive Kommunikation so alles bewirken kann.

7. Digital entgiften – Handy-Fasten

So gut tut digitales Entgiften: immer mehr Menschen klagen über Stress – ausgelöst durch ständige Erreichbarkeit. Die Lösung: sich eine Auszeit von E-Mails, WhatsApp, Instagram oder Facebook gönnen. Viele Menschen verordnen sich selbst eine digitale Entgiftung und versuchen „mehr offline" zu sein. „Digital Detox" – die Abkehr von der permanenten Verfügbarkeit. Maßnahmen, die für einen bewussteren Umgang mit dem Smartphone und anderen mit dem Internet verbundenen Geräten stehen – liegen im Trend. Das hat mehrere Gründe: Die Grenzen zwischen Arbeiten und Freizeit verschwimmen zunehmend. Immer mehr Unternehmen statten ihre Mitarbeiter mit mobilen Geräten aus und erwarten damit ständige Erreichbarkeit. Ein Firmenhandy ermöglicht, dass Jobthemen immer in greifbarer Nähe sind – und damit auch im Kopf. Von Selbständigen werden kurzfristigste Angebotserstellungen und bei der Projektarbeit rund um die Uhr Erreichbarkeit erwartet. Wir müssen daher lernen, uns abzugrenzen.

Digitale Auszeiten werden aber auch deshalb immer gefragter, weil mehr und mehr User merken, dass die Inhalte aus dem Web nicht wirklich bereichern. Die unglaubliche Menge an Informationen stiftet immer weniger Wert für unser eigenes Leben. Tatsache ist auch, dass in unserer schnelllebigen Zeit Stress, Burnout und andere psychische Erkrankungen ständig zunehmen. Die Reizüberflutung durch digitale Medien trägt genauso dazu bei wie die Tatsache, dass viele Menschen keinen Bezug mehr zu ihren Emotionen und zu ihrem Körper haben. Wenn wir lernen wollen, uns wieder mehr zu spüren, dann ist die digitale Welt alles andere als hilfreich. Denn alles, was wir dort sehen, lenkt uns von uns selbst ab. Klar: Smartphones, Laptops und Computer sind nicht per se schlecht. Immerhin ermöglicht die Digitalisierung, Arbeiten ortsunabhängiger als früher zu erledigen. Die Arbeit lässt sich flexibler einteilen und an die eigenen Lebensumstände anpassen. Dennoch wird der Wunsch nach Entschleunigung immer größer. Besser leben mit digitalen Auszeiten. „Digital Detox" für mehr Lebensqualität, denn ein sinnvoller Umgang mit Smartphones und Computern reduziert nicht nur Stress, sondern steigert die Kreativität und Produktivität. Automatisch tritt mehr Gelassenheit und Ruhe in unser Leben. Die Welt geht (erstaunlicherweise) nicht unter, wenn wir nicht jede Nachricht sofort beantworten.

Wie gestalte ich meine persönliche digitale Auszeit?

Experten meinen, echte Veränderungen erzielt man besser mit der weniger radikalen Variante, der „sanften" Lösung, denn ganz ohne digitale Medien auszukommen, ist nicht wirklich realistisch denkbar. Beispielsweise kann man einen Digital-Detox-Tag pro Woche machen und das Handy zu Hause lassen. Damit verlieren im Idealfall Facebook, Instagram und andere Lieblings-Internetseiten Stück für Stück an Bedeutung. Bei der „Handykarenz" kann man auch differenzieren und z.B. für die Kinder oder wichtige Geschäftspartner – im Notfall – erreichbar sein, aber eben „nicht für alle". Versuchen Sie den handyfreien Tag, denn nur Sklaven sind immer verfügbar!

Ein Tag ohne Lachen ist ein verlorener Tag.
Charles Chaplin, Schauspieler

8. Sich gesund lachen

Humor hat positive Auswirkungen auf die **Lebensdauer**. Da Menschen mit Humor seltener krank werden, leben sie bis zu 20 % länger. Wichtig ist dabei eine **grundsätzlich positive Denkweise**. Während Babies und Kleinkinder durchschnittlich 400 Mal pro Tag lachen, gelingt es Erwachsenen nur noch 15-20 Mal. Dabei sind Lächeln und Lachen eine **wichtige soziale Kompetenz** und eine Art Universalsprache, die kultur- und sprachenübergreifend verständlich ist. Auch im hohen Alter sollte man sich diese Kompetenz also möglichst bewahren. Humor verbessert die **Fähigkeiten des Gedächtnisses**. Lachen wirkt sich günstig auf unseren Körper und unsere Seele aus. Während der Lachphasen steigt die Zahl der Zellen, die für die Immunabwehr zuständig sind, an. Diese Stimulation der **Immunabwehr** hält über Stunden an. Zudem hat Lachen eine stark **stressmindernde Wirkung**. Bei Diabetikerinnen und Diabetikern wirkt sich Lachen günstig auf den **Stoffwechsel** aus.

Erhält des Hirn einen Reiz, auf den es mit Lachen reagiert:
- so werden mehr als hundert Muskeln im Körper aktiviert – Gesichts- und Atemmuskulatur sowie Rücken und Arme, wenn man sich buchstäblich „krümmt vor lauter Lachen". Die **Muskelleistung** des Körpers bei 20 Sekunden Lachen entspricht der Leistung von drei Minuten Rudern oder Joggen.
- da man beim Lachen besonders tief ein- und ausatmet, werden die Körperzellen mit besonders viel Sauerstoff versorgt.
- diese intensivere Atmung wirkt sich auf die **Bronchien** aus, die dadurch gut gelüftet werden.
- das **Herz-Kreislauf-System** wird angeregt und Verbrennungsvorgänge im Körper aktiviert.

Lachen selbst ist eine der besten Atemübungen, die in idealer Weise die Restatemluft aus der Lunge entfernt und so zu einer **optimierten Sauerstoffversorgung des Körpers** und seiner Organe beiträgt. Ein heiterer, lachender Mensch begegnet seiner Umwelt anders als ein pessimistischer Mensch. Bedingt durch größeren Mut und Gelassenheit in Kombination mit geringerer Nervosität sind fröhliche Menschen kontaktfreudiger, bei anderen beliebter und dadurch sozial erfolgreicher. Menschen werden durch Lachen zufriedener, kreativer und spontaner. Außerdem lenkt es von Schmerzen ab und senkt die Stresshormone Adrenalin und Kortisol. Lachen ist der größte Feind des Stresses. Statt Stresshormonen werden bei Lachen Glückshormone ausgeschüttet. Selbst unter größten Arbeitsanspannungen **lösen sich Verspannungen** durch Lachen. Selbst gegen Verstopfung, Kopfschmerzen und Schlaflosigkeit soll das Lachen helfen. Somit ist Lachen das wirksamste und günstigste Medikament, das Seele und Körper gut tut! Also, wann haben Sie das letzte Mal gelacht?

> *Lächeln ist das Kleingeld des Glücks.*
> Heinz Rühmann, Schauspieler

Ein Lächeln tut gut. Egal, ob wir es schenken oder empfangen. Ein Lächeln ist ansteckend und entwaffnend. Es macht bessere Tage aus den trüben. Es macht bessere Menschen aus uns.

> *Lächeln hat eine ähnliche Wirkung auf uns wie eine Umarmung.*
> *Menschen brauchen am Tag vier Umarmungen zum bloßen*
> *Überleben, acht Umarmungen, um leben zu können, und*
> *zwölf Umarmungen, um wachsen zu können.*
> Virginia Satir, Pionierin der Familientherapie

Aber nicht immer ist uns nach einem Lächeln zumute. Da hilft ein **einfacher Trick**: Mundwinkel hochziehen oder einen Stift zwischen die Zähne klemmen und Zähne zeigen. Denn ziehen wir die Mundwinkel nach oben, fühlen wir uns besser. Das ist keine Einbildung, das ist Neurologie. Und wer lächelt, wirkt nicht nur jünger und attraktiver, sondern auch kompetenter. Deshalb: einfach lächeln, so oft einem danach ist. Und auch, wenn einem nicht danach ist. Damit einem wieder danach wird.

Über sich selbst lachen können
Wenn wir damit aufhören, über uns selbst zu urteilen und stattdessen damit beginnen, uns so zu akzeptieren, wie wir sind, leuchtet unser Licht ein wenig heller. Seien Sie selbstbewusst, aber nicht befangen, denn Befangenheit mindert das Selbstvertrauen und hält Sie davon ab, das Leben zu genießen. Seien Sie sich selbst ein guter Freund. Und loben Sie sich, wenn Sie eine Aufgabe gut erledigt haben. Klopfen Sie sich selbst auf die Schulter – gut gemacht!

Neues ausprobieren
Jedes Jahr eine Sache angehen, die man schon lange ausprobieren wollte, aber nie die Zeit dazu hatte. Das Leben ist zu kurz, immer alles aufzuschieben. Wollten Sie schon immer mal Töpfern, im Chor singen, Tennis spielen, Gitarre oder Klavier spielen, Thailändisch kochen lernen, „Den Herr der Ringe" lesen, meditieren, ein Gedicht schreiben, etc.? **Seien Sie mutig** beim Herausfinden, was Ihnen guttun könnte. Vielleicht sind es Dinge, an die Sie sich nie herangetraut haben? **Seien Sie experimentell.**

Abwechslung fühlt sich lebendig an.
Ändern Sie ab und zu Ihre alltägliche Routine. Nehmen Sie einen anderen Weg zur Arbeit. Laufen Sie Ihre Strecke einfach mal andersrum, setzen Sie sich auf den angestammten Platz Ihres Partners oder Ihres Kindes.

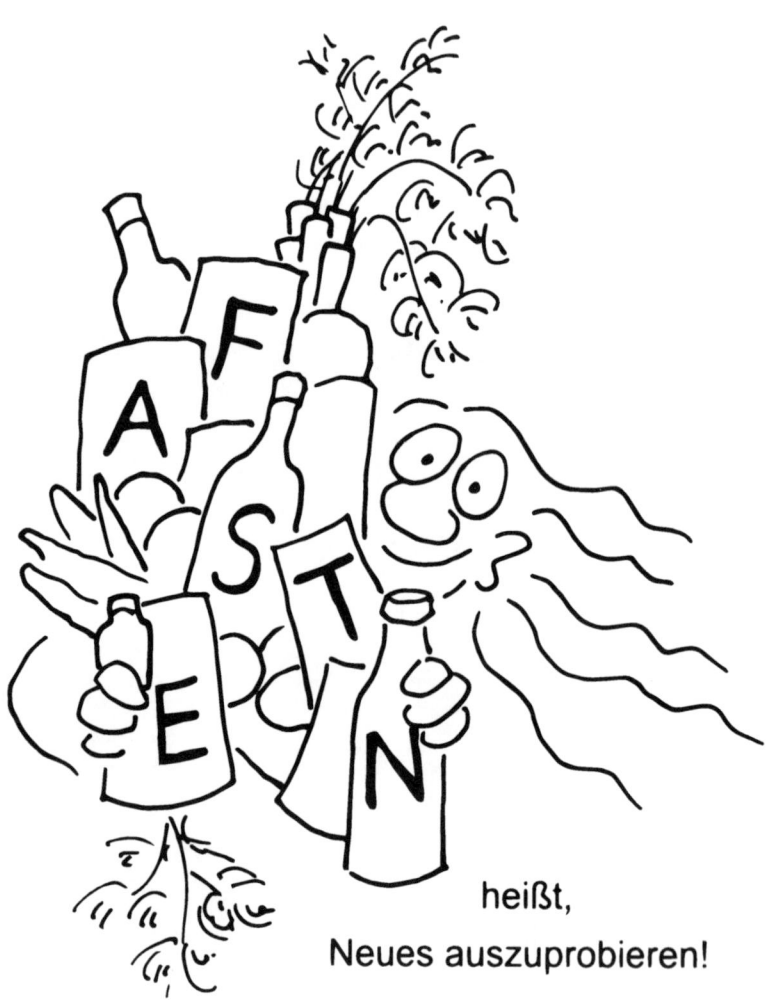

Kapitel 14
Einkaufen für die Breuss-Kur

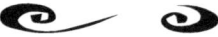

Der Satte lobt das Fasten.

Volksmund

Einkaufsquellen

Gemüseladen, Reformhaus und Apotheke (bei den Tees sind sogar welche dabei, für die der Apotheker eigentlich ein Rezept vom Arzt bräuchte) werden für zwei bis sechs Wochen Ihre normalen Lieferanten sein. Sollte Ihre Apotheke oder Ihr Reformhaus die erforderlichen Tees nicht alle beschaffen können, so bieten sich an:
www.zimba.at oder www.meine-teemischung.de

Zum Einkauf des Tees Muttern (Mataun) oder Meummutellina, wie ihn Breuss auch nennt, gebe ich Ihnen am Schluss dieses Kapitels einige Hinweise. Sie finden ab der nächsten Seite eine fix und fertig vorbereitete Einkaufsliste.

Sie bekommen kein Muttern?

Immer wieder höre ich, dass dieses Kraut in Ihrer Apotheke nicht zu bekommen sei. Dieses Problem trat schon zu Lebzeiten von Rudolf Breuss auf. Er animierte Bergbauern, das Kraut, das erst ab 1.400 m Höhe wächst, anzubauen. Allem Anschein nach nicht sehr erfolgreich. Damit Sie selber fahnden können, habe ich hier alle Namen zusammengetragen, die bei Kräuterversendern, Apotheken und auch im WWW für das Kraut genannt werden:

Zunächst: Bei Breuss heißt die Pflanze Muttern oder Alpenliebstöckel (Meum Mutellina), aber das ist veraltet, jetzt heißt das Kraut botanisch Ligusticum Mutellina.
Dieses Ligusticum Mutellina wird im Volksmund auch noch genannt:

- Alpen-Liebstökl oder Alpenliebstöckel (für Norddeutsche),
- Alpen-Mutterwurz,
- Muttern, Mutterne,
- Gebärmutterwurz,
- Madaun und
- Mutteri.

Eines zu Ihrer Beruhigung: Muttern gehört als eines von sechs Kräutern zur Tee-Spezialmischung (Kapitel 10), zu der Breuss sagt, dass von den sechs Kräutern nicht alle unbedingt im Tee enthalten sein müssen. Wenigstens ein Trost für Diejenigen, die derzeit erfolglos nach dem Kraut suchen.

Einkaufsliste

Einfach kopieren oder ausschneiden und beim Einkauf mitführen.

GEMÜSE FÜR DEN GEMÜSESAFT aus dem Gemüseladen oder vom Wochenmarkt (Vorrat für 1 Woche)	
Menge	**Name**
2,0 kg	Rote Bete oder Randen bzw. Rote Rüben (bot.: Beta vulgaris)
1 Bund/Tüte ca. 0,7 kg	Karotten, Gelbe Rüben, Möhren, Rüebli (botan. Daucus carota ssp. Sativus Apiaceae)
1 Knolle mit ca. 0,7 kg	Sellerieknollen (bot.: Apium graveolens var. Rapaceum)
1 Stück, mind. 0,2 kg	Rettich, Radi (bot.: Raphanus sativus), gleich, ob weiß oder rot
1 Tüte oder 7 Stück	Kleine Kartoffeln, ca. Hühnereigroß (bot.: Solanum tuberosum subspecies tuberosum)

ZWIEBELSUPPENBRÜHE Zwiebel vom Gemüseladen oder Wochenmarkt, Brühwürfel oder Klare Brühe vom Lebensmittelmarkt oder Discounter (Vorrat für 1 Woche, Klare Brühe: Kur-Vorrat)		
Menge	**Name**	**Bemerkungen**
7x zitronen-groß	Speisezwiebel (bot.: Allium cepa L.)	Es darf nur die Brühe verwendet werden!
7 Würfel / 1 Dose	Pflanzenbouillon-Würfel oder Gemüsebrühe/Klare Brühe	

BOHNENSCHALENBRÜHE
(ACHTUNG: NUR ALTERNATIV ZUR ZWIEBELSUPPENBRÜHE!)
Bohnen vom Gemüseladen oder vom Wochenmarkt, ggf. getrocknete Bohnenschalen aus dem Internet
(Vorrat für 1 Woche)

Menge	Name	Bemerkungen
250 gr.	Bohnenschalen (bot.: Phaesoli pericarpium DAC, Phaseoli fructus sine semine), getr.	Es darf auch hier nur die Brühe verwendet werden!

GEMÜSESAFT, FERTIGPRODUKT
aus dem Reformhaus, der Apotheke oder dem Drogeriemarkt
(Vorrat für 1 Woche)

Menge	Bemerkungen
3,5 Liter	Da sich der Saft zwei Jahre halten soll, kann man ihn ruhig auf Kur-Vorrat einkaufen.
Biotta Breuss Gemüsesaftmischung: Infos unter www.biotta.ch/de	

WEISSDORNTROPFEN
aus dem Reformhaus, der Apotheke oder dem Drogeriemarkt
(Vorrat für 3 Wochen)

Menge	Name	Bemerkungen
ca. 100 ml	Weißdorntropfen (bot. Weißdorn: Crataegus laevigata Poir.)	Unterstützung der Herztätigkeit (Apotheke oder Reformhaus)

TEES
aus der Apotheke, ggf. auch aus dem Reformhaus
(Vorrat für 3 Wochen)

Kurvorrat	Name, deutsch	Name, botanisch
15 gr.	Zinnkraut (Schachtelhalmkraut)	Equisetum arvense
10 gr.	Brennnessel	Urtica dioica
10 gr.	Vogelknöterich (Wegtritt)	Polygonum aviculare
75 gr.	Salbeiblätter	Salvia officinalis
55 gr.	Johanniskraut	Hypericum perforatum
50 gr.	Pfefferminze	Mentha piperita
50 gr.	Melisse	Melissa officinalis
50 gr.	Ringelblume	Calendula officinalis
50 gr.	Storchenschnabelkraut	Geranium Robertiatum
50 gr.	Spitz- und Breitwegerich	Plantago lanceolata/major
50 gr.	Isländisch Moos	Cetraria islandica/perforatum
50 gr.	Lungenkraut	Pulmonaria officinalis
50 gr.	Gundelrebe	Glechoma hederacea
50 gr.	Königskerze	Verbascum densiflorum
50 gr.	Muttern (Alpenliebstöckel)	Meum Mutellina

ZUSÄTZLICHE SÄFTE
aus dem Reformhaus, der Apotheke oder dem Drogeriemarkt
(Vorrat für 2 bis 6 Wochen)

Sauerkrautsaft als „Abführmittel" und zur „Geschmacksoptimierung" (Kapitel 7 und 9) sowie Zitronensaft zur „Geschmacksverbesserung" (Kapitel 9), wenn immer möglich als Bio-Ware.

BIO-STRATH AUFBAU-PRÄPARAT
aus der Apotheke, ggf. auch aus dem Reformhaus
(Vorrat für 4 Wochen)

Kurvorrat	Name
1 Monat	Bio-Strath Aufbau-Präparat

Das Produkt wird weder im Reformhaus noch in der Apotheke vorrätig sein.
Die Bio-Strath AG produziert in der Schweiz:
Mehr Info unter www.bio-strath.ch

ZUTATEN ZUR BADEKUR
aus dem Reformhaus oder der Apotheke
(Vorrat für 2 bis 3 Wochen)

Menge	Name, deutsch	Name, botanisch
500 gr.	Zinnkraut	Equiseti herba oder Equisetum arvense
500 gr.	Heublumen	Graminis flos
500 gr.	Haferstroh	Avena sativa
ca. 100 ml	Kastanien- oder Rosskastanien-Bade-Essenz, wenn möglich mit echtem ätherischen Öl	

Cassia fistula bekommen Sie online über
www.orkos.com, www.rawfoodlifecoach.de oder über www.fruchtlawine.de

Anlage

Tageszeitplan

So könnte ein Kurtag bei allen Fastenformen aussehen. Wegen des Fastens muss niemand um 06.00 Uhr oder noch früher aufstehen. Es sei denn, die Arbeitswelt verlangt es.

Die aufgeführten Zeiten* sind beispielhaft. Links meine Zeit, rechts Ihre Zeit. Sie könnten auch z.B. erst um 9.00 Uhr oder schon um 4.30 Uhr beginnen und damit alle Zeiten um 3 Stunden hach hinten oder 1,5 nach vorne verschieben.

Für jeden Tag sind die Zeiten und Abfolgen gleich, ab dem 22. Tag jedoch ohne den Nierentee (gilt natürlich nur bei längeren Fastenzeiträumen).

Schneiden Sie sich den Zeitpan aus oder – vielleicht besser – kopieren Sie ihn, und legen ihn an Ihren „Essplatz", auch wenn es dort momentan nichts zu essen gibt.

Zeit*	Zeit*	Aktion	Bemerkung
06.00 Uhr	.... Uhr	1/2 Tasse Nierentee	Langsam kalt trinken
06.00 Uhr	.... Uhr	Weißdorntropfen einnehmen zur Unterstützung der Herztätigkeit	20 bis 40 Tropfen, je nach Statur
06.30 Uhr	.... Uhr	1 bis 2 Tassen Salbeitee mit Johanniskraut, Pfefferminze, Melisse	Warm trinken
07.00 Uhr	.... Uhr	ein kleines Schlückchen Gemüsesaft nehmen	Gut einspeicheln, nicht gleich schlucken
über den Tag verteilt	1 Tasse oder mehr Salbeitee	warm oder kalt trinken	
	1 Tasse Storchenschnabelkrauttee	schluckweise kalt trinken	
	1 Tasse oder mehr Tee-Spezialmischung	heiß, warm oder kalt trinken	
	1 Tasse oder mehr Ringelblumentee	heiß, warm oder kalt trinken	
Vormittag	Vormittag	10-15 x schluckweise Gemüsesaft trinken, insges. max. 1/4 Liter!	Nur trinken, wenn es einem danach ist, gut einspeicheln!
11.30 Uhr	.... Uhr	1/2 Tasse Nierentee	Langsam kalt trinken
11.30 Uhr	.... Uhr	1 bis 2 Teller Zwiebelsuppenbrühe.	Man kann die Zwiebelsuppenbrühe auch weglassen.
Nachmittag	Nachmittag	10-15 x schluckweise Gemüsesaft trinken, insges. max. 1/4 Liter!	Nur trinken, wenn es einem danach ist, einspeicheln!
Abend	.... Uhr	1/2 Tasse Nierentee langsam kalt trinken.	Vor dem Schlafengehen

Der 35ste Tag
Natürlich gilt das folgende nur für längere Fastenvorhaben, also für 42-tägige Breuss-Kuren. Aus der Erfahrung meines Vaters, und auch durch viele seiner Gespräche, Mails, Briefe und Telefonate weiß ich um die Gefahr, am oder um den 35. Tag des Fastens, „den Bettel hinzuschmeißen".

Alles ist einem zuwider:
- immer derselbe Saft,
- immer dieselben Tees,
- immer dieselben Weißdorntropfen,
- immer dieselbe Zwiebelsuppenbrühe!

Dies muss nicht so sein – aber es kann so sein. Und deshalb sollten Sie darauf vorbereitet sein, dass diese kritische Phase kommen kann. Also wichtig: Kurz vor dem Fasten-Ende kommt der 35ste Tag! Da heißt es unbedingt: Durchhalten! Lesen Sie zur Sicherheit noch mal im Kapitel 9 und 10 nach, was zu tun ist, wenn der Saft und auch der Tee nicht mehr schmecken sollte!

Geschafft! Die abendliche Belohnung – ein Bastelvorschlag
Sehr geholfen hat meinem Vater ein Maßband bei der Kur, das er an die Tür im Esszimmer geklebt hatte. 42 cm lang, also für jeden Tag ein Zentimeter. Die Zahl „0" steht oben und Zahl „42" unten. Am Ende des ersten Fastentages schneidet man dann den ersten Zentimeter, also die Zahl „42" ab. Ziel ist es, sich langsam in Richtung 0 gleich **„Geschafft!"** vorzuarbeiten. So kann man jeden Abend zur Belohnung feierlich einen Zentimeter vom Band abschneiden. Der nun noch vor einem liegende Teil der Kur ist dann wieder einen Tag kürzer geworden!

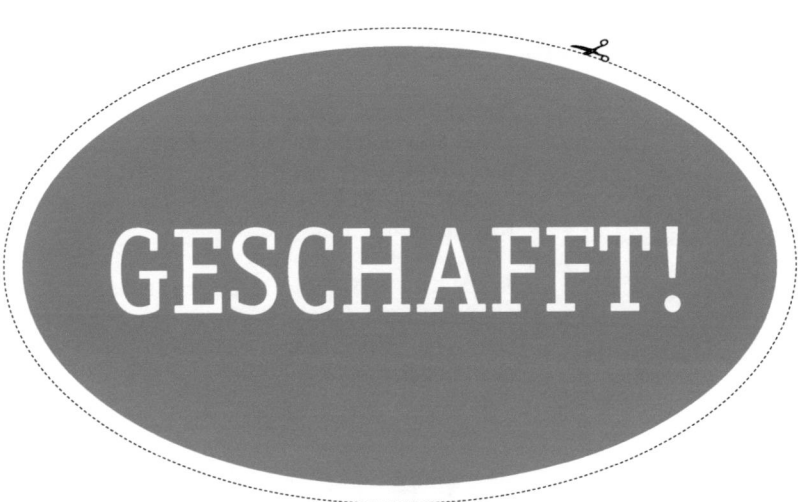

Mustervorlage zum Kopieren
und Ausschneiden

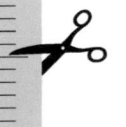

Beim Massband jeden Tag
einen Zentimeter abschneiden.

Heilfasten nach Breuss | 171

Weitere Bücher zum Thema Breuss-Kur

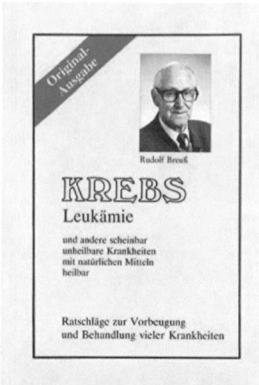

Rudolf Breuss:
„KREBS/Leukämie und andere scheinbar unheilbare Krankheiten mit natürlichen Mitteln heilen. Ratgeber zur Vorbeugung und Behandlung vieler Krankheiten."

Format 11,5 x 16,7 cm, 135 gr., 164 Seiten,
10,70 EUR
Eigenverlag Rudolf Breuss, 1990,
ISBN 3-00-018407-4.
Unveränderte Originalausgabe.

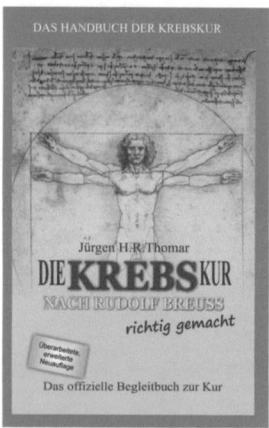

Jürgen H.R. Thomar:
„Die Breuss KREBSKUR richtig gemacht."

Format A5, 367 gr, 256 Seiten, Mai 2014,
22,80 EUR,
auch als e-book über Amazon erhältlich
für 9,14 EUR
ISBN: 978-1500-254360
Das offizielle Begleitbuch zur Kur, deutsche Ausgabe; auch auf Englisch und Russisch erhältlich.

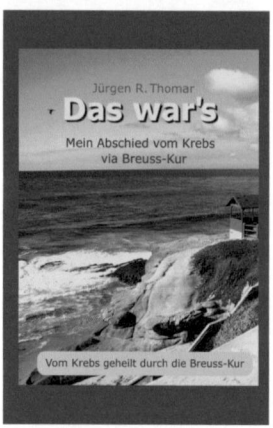

Jürgen H.R. Thomar:
„Das war´s."

Das preiswerte Taschenbuch Format A5,
270 gr., 157 Seiten, Februar 2015,
13,70 EUR
Auch als e-book über Amazon erhältlich
für 8,83 EUR
ISBN: 978-1508-416234

Erhältlich per
E-Mail: kontakt@thomar.net,
Internet: www.breuss-kur.de

Tee-Etiketten

Salbeitee

Zwei Teelöffel Salbeiblätter in 1/2 Liter kochendes Wasser geben und genau 3 Minuten kochen. Danach den Tee wegstellen und noch drei Prisen des auf Vorrat gemischten „Zutaten-Tee" (Johanniskraut, Pfefferminze, Melisse) zugeben. 10 Minuten ziehen lassen.

Von diesem Tee kann man trinken so viel man will, je mehr desto besser. Deshalb genügend zubereiten!

Teemischung
Zutaten-Tees für Salbeitee

Diese Mischung, bestehend aus Johanniskraut, Pfefferminze und Melisse, wird den gerade 3 Minuten gekochten Salbeiblättern hinzugefügt.

Menge: Für 1/2 Liter nimmt man drei Prisen aus dieser Mischung, bei einem ganzen Liter beispielsweise also 6 Prisen.

Ringelblumentee

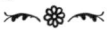

Zur Abwechslung zwischendurch trinkt man warmen oder kalten Ringelblumentee.

Zubereitung: 1 bis 2 Teelöffel (2-3 gr.) werden mit heißem Wasser (ca. 150 ml) übergossen und nach 10 Minuten durch ein Teesieb gegeben.

Storchenschnabelkrauttee

Eine Prise des roten Storchenschnabelkrauts (Geranium Robertiatum) 10 Minuten in einer Tasse (ca. 150 ml) heißem Wasser ziehen lassen.
Pro Tag trinkt man dann über den Tag verteilt diese eine Tasse schluckweise kalt.

Nierentee

Von dem auf Vorrat gemischten Tee (Zinnkraut, Brennnesseln, Vogelknöterich und Johanneskraut) eine Prise in einer Tasse heißem Wasser (ca. 150 ml) 10 Minuten ziehen lassen. Dann durch ein Sieb geben und an den Teesatz nochmals 2 Tassen heißes Wasser geben und 10 Minuten kochen, nochmals durch ein Sieb geben, alles dann zusammenschütten, kalt trinken.

Tee-Spezialmischung

Von dem auf Vorrat gemischten Tee aus Spitz-/Breitwegerich, Isländischmoos, Lungenkraut, Gundelrebe, Königskerze und Muttern (Meum Mutellina) pro Tasse (ca. 150 ml) eine gute Prise in heißes Wasser geben und 10 Minuten ziehen lassen.
Von diesem Tee kann man trinken so viel man will, je mehr desto besser. Also eine genügend große Menge zubereiten!

Literaturverzeichnis

Berendes, Axel und Dr. Hoffmann, Klaus:
Rette dein Immunsystem.
Ein Leitfaden zum Überleben in heutiger Zeit,
Vier Flamingos Verlag, 1993
ISBN 3-928306-05-07

Brantschen, Niklaus: Fasten neu erleben:
warum, wie, wozu?, Herder Spektrum, 1992
ISBN 3-451-04058-1

Breuss, Rudolf: KREBS/Leukämie und andere scheinbar unheilbare Krankheiten mit natürlichen Mittel heilbar. Ratschläge zur Vorbeugung und Behandlung vieler Krankheiten,
Merk-Verlag, 1990, ISBN 3-00-018407-4

Buchner, Elisabeth: Wenn Körper und Gefühle Achterbahn spielen ... Hormone natürlich ins Gleichgewicht bringen, FVB, 2000
ISBN 3-934246-00-1

Diamond, Harvey und Marilyn: Fit fürs Leben. Fit for life,
Goldmann Taschenbuch-Verlag
ISBN: 3-44-213533-8

Diamond, Harvey und Marilyn:
Fit fürs Leben 2. Fit for life 2,
Goldmann Taschenbuch-Verlag
ISBN: 978-3-442-13621-6

GEO Spezial „Fasten", März 2016,
Wenn Hunger zum Freund wird, S. 30-45

Heiner, Barbara, „Detox – ganzheitlich entgiften – von Mini-Kur bis 2-Wochen-Programm", blv Verlag

Jonsson, Bitten und Nordström, Pia:
Zucker, nein danke! Was Zucker in Ihrem Körper anrichtet, Mosaik bei Goldmann
ISBN: 3-442-16801-5

Lee, Dr. med. R., übersetzt und ergänzt von E. Buchner:
Wie Männer stark bleiben.
Natürlicher Hormonausgleich für Männer, FVB
ISBN 3-934246-01-X

Lützner, Dr. med., Hellmut, Helmut Million:
Richtig essen nach dem Fasten, 2015,
Gräfe & Unzer, ISBN 9783833838057

Dr. Malus, Hans, Facharzt für physikalische Medizin und allgemeine Rehabilitation, Arzt für Allgemeinmedizin und Osteopath, Complete Magazin
Nr 1/2016, S. 58/59

Mauthner-Weber, S., Artikel im Kurier, 16.09.2016, S. 29, „Was im Körper passiert, wenn wir trainieren, und warum das guttut"

Dr. Michalsen, Andreas, an der Charité in Berlin, Abteilung am Immanuel-Krankenhaus in Berlin-Wannsee, www.naturheilkunde.immanuel.de

Pelzl-Scheruga, Kristin, „Handy fasten", Lust aufs LEBEN in WKO Unternehmerin 2/16, S. 18

Renner, Kerstin, GF Lachclub Wien, „Heute schon gelacht?", IMPULS Magazin der Wiener Städtischen, Frühling 2016

Rituals, The Ritual of Light/Winter Edition 2016 by Rituals/Inspiration, S. 8

Robbins, Anthony; „Unleash the power within", Begleitunterlagen zu seinem Seminar in London, 2013-2016

Schenk, Martin, Gastkommentar im Kurier, 6. 6. 2016

Schumann Freya, „Kommunikation und Training",
EPU Forum, Wirtschaftskammer, Wien, 2011

Strehlow, Wighard: Die Ernährungstherapie der Hildegard von Bingen Rezepte, Kuren, Diäten, 2003
ISBN 3-36-303 031-2

Strunz, Dr. med. Ulrich Th.:
Forever Young – Das Erfolgsprogramm
dtv – Taschenbücher, ISBN: 3-42-334004-5

Thomar, Jürgen H.R.: Das war´s, 2015,
ISBN: 978-1508416234

Thomar, Jürgen H.R.:
Die Breuss Krebskur richtig gemacht, 2014,
ISBN: 978-3000207693, deutsch

Thomar, Jürgen H.R.:
Praktika lechenie Raka po metodu Broisa, 2015, ISBN: 978-1508902690 russisch

Thomar, Jürgen H.R.:
Rudolf Breuss Cancer Cure correctly applied, 2015,
ISBN: 978-1511969741 English

Thomar, Jürgen H.R.:
Heilfasten nach Rudolf Breuss, einfach genial. 2007,
Verlag Silberschnur
ISBN: 978-3898451918

Treben, Maria: Gesundheit aus der Apotheke Gottes. Ratschläge und Erfahrungen mit Heilkräutern, Verlag Wilhelm Ennsthaler, Steyr, 1980
ISBN: 3-85-068090-8

Adressenverzeichnis

Fastenärzte: Ärztegesellschaft Heilfasten und Ernährung e.V.,
Wilhelm-Beck-Str. 27, D-88662 Überlingen
Internet: www.aerztegesellschaft-heilfasten.de
Email: info@aerztegesellschaft-heilfasten.de
Sekretariat
Tel.: +49 (0)75 51-807825

Häuser, in denen die Breuss-Kur durchgeführt wird:

Fastenzentrum Samariter-Werk
Das Samariter-Werk wurde 1927 von Pfarrer Otto Kaiser gegründet. Er gilt als einer der Pioniere des Heilfastens und findet schon im Original-Breuss-Buch Erwähnung. Seit vielen Jahren wird in seinen beiden Häusern neben dem Samariter-Heilfasten auch das Breuss-Fasten durchgeführt. Zwei Einrichtungen bieten sich für die Breuss-Kur an, eines in Hörstel im Tecklenburgerland, einer Region Westfalens, und eines in Volkertshausen, unweit des Bodensees.

Samariter-Fastenzentrum
D-48477 Hörstel, Gravenhorster Str. 12
Tel.: +49 (0)5459-934678
Email: hoerstel@fasten-zentrum.de
www.fasten-zentrum.de

Samariter-Fastenzentrum
D-78269 Volkertshausen, Samariterweg 7
Tel.: +49 (0)7774-92900
Email: volkertshausen@fasten-zentrum.de
www.fasten-zentrum.de

Stilles Haus – Bergfreiheit
Ein sehr empfehlenswertes Haus, in dem die Breuss-Krebskur betreut durchgeführt werden kann. Ruhige Lage, engagiert und umsichtig geführt – ganz im Sinne von Rudolf Breuss. Naturheilpraxis, Heilfasten, Yoga, Meditation, gesund abnehmen, vegetarisch essen, Wandern, Ruhe und Erholung.

Ansprechpartner: Christian T. Grünemei, Heilpraktiker, Homöopath, Ernährungs- und Fastenspezialist. Weitere erfahrene Therapeuten sind auf Wunsch im Hause. Auch ärztliche Betreuung ist möglich.
D-34537 Bad Wildungen
Tel.: +49 (0)5626-999-510
Internet: www.stilles-haus.de
Email: info@stilleshaus.de

Gesund und Fit Vertrieb, Jürgen Sihn
Möllner Landstr. 254, D-22117 Hamburg
Tel. +49 (0)40-71402788
Fax. 714027-96
Email: dornbreussschule@msn.com

Naturheilpraxis: Brigitte &.Harald Fleig,
Schulungszentrum für Wirbelsäulentherapie nach Breuss-Dorn-Fleig, D-79657 Wehr
Internet: www.breuss-dorn-fleig-therapie.de
Email: harald.fleig@t-online.de
Tel.: +49 (0)7762-7260

HP Gerhard Kerber,
Praxis für Psycho-Somatische Therapie, Naturheilverfahren, Heilenergetische Behandlung, Hypnosetherapie
D-88682 Salem
Email: G.Kerber@vdk-internet.de
Tel.: +49 (0)7553-829268

HP Olaf Schultz-Friese,
Energetische Therapie, Colon-Hydro-Therapie, Bioresonanz (MORA)
D-88348 Bad Saulgau
Internet: www.naturheilpraxis-bad-saulgau.de
Email: olaf@schultz-friese.de
Tel.: +49 (0)7581-2861

Trinkwasser-Aufbereitung:
Gutes Wasser GmbH,
Am Berghof 5, D-88630 Pfullendorf
Tel: +49 (0)7552/933790, Fax: 9337979
Internet: www.guteswasser.info
Email: kontakt@guteswasser.info

Spinal-Care®, Inhaber Michael Rau
Römerstr. 56, 76448 Durmersheim
Tel: +49 (0)7245-93719-5
Fax: 93719-6
Internet: www.breuss-dorn-shop.de,
Email: info@breuss-dorn-shop.de

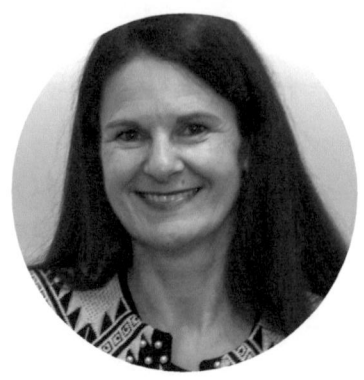

Foto © Thomas J. Teskey

Über die Autorin
Neugierig und offen sein für Neues, spannende Persönlichkeiten kennenlernen und miteinander verbinden, neue Branchen und Möglichkeiten entdecken und entwickeln, das ist das Rezept von **Christina Thomar**.

Seit fast 30 Jahren entdeckt sie als Unternehmensberaterin für Marketing und internationalem Marktaufbau und als Bekleidungsingenieurin beruflich und privat neue Länder und Wege. Nach dem völlig unerwarteten Ableben ihres Vaters 2012 entschied sie sich spontan dazu, seine Bücher über die Breuss-Kur zu verlegen, zu übersetzen, zu vermarkten und damit die Breuss-Kur weiter national und international bekannt zu machen.

Gleichzeitig begann sie, die Breuss-Kur selber für sich zu entdecken und schätzen zu lernen. Mittlerweile ist die Fasten-Kur jedes Frühjahr zu einem festen jährlichen Bestandteil ihrer eigenen Lebensgestaltung, der ihres Freundeskreises und natürlich vieler Menschen weltweit geworden, für mehr Energie und Lebensfreude.

Mehr Infos unter
www.breuss-kur.de

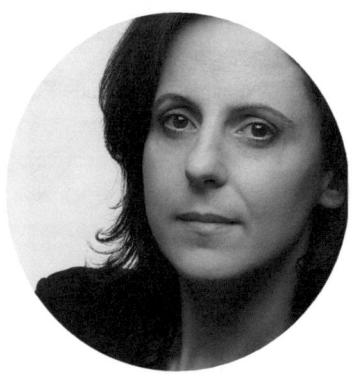 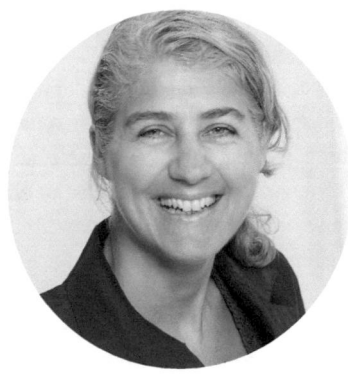

Über die Cartoonistin
1967 in Wien geboren, verdankt **Barbara Roth** ihr zeichnerisch-sprachliches Doppeltalent vermutlich der Tatsache, dass ihr Vater Bühnenbildner, ihre Mutter Schauspielerin war.

Bereits als Teenager fertigte sie Karikaturen ihrer LehrerInnen und ihrer drei Katzen an. Dabei waren letztere eindeutig die interessanteren Persönlichkeiten. Zur Zeit des Mauerfalls studierte und lebte Barbara Roth in Berlin. Von hier aus war sie als Regieassistentin an Theatern, Opernhäusern und Musicalbühnen im In- und Ausland tätig und beschäftigte sich mit politischem Kabarett.

In den 90er Jahren zeichnete Barbara Roth vor allem politische Karikaturen. Bald jedoch stellte sie fest, dass sie keine Lust hatte, sich ihr Leben lang mit Politikergesichtern zu beschäftigen. Nach einem längeren Arbeitsaufenthalt in Japan um die Jahrtausendwende lebt und arbeitet Barbara Roth seit 2001 in Wien. Seit 2013 ist sie auf die Anfertigung von Business Cartoons für Unternehmen spezialisiert.

Mehr Infos unter
www.cartoonsbyroth.com

Über die Grafik-Designerin
Seit über 20 Jahren ist **Tina Feiertag** als Design Consultant international tätig. Ihre strategische Kompetenz und ihr außergewöhnliches Talent für Design haben maßgeblich zum Erfolg vieler Marken in Europa und USA beigetragen.

Neben Corporate Identity und Branding arbeitete sie an unterschiedlichsten Projekten im Bereich Werbung, Verpackung, Ausstellungsgestaltung, Editorial und Produktdesign mit. Zeitlose Finesse und sorgfältig nuancierter Detailreichtum bestimmen ihr Design im Einklang mit der jeweiligen Markenstrategie.

Mehr Infos unter
www.tinafeiertag.com

Danke

Meinem Vater Jürgen H.R. Thomar, der nach seinem nachhaltigen Sieg über Prostata Krebs durch eine sechswöchige Breuss-Kur voller Dank eine sehr gute Website erstellte – www.breuss-kur.de – und diverse Bücher zum Thema Breuss-Kur schrieb. Seit seinem völlig unerwarteten Tod im Oktober 2012 (an einem Infarkt, nicht an Krebs!) führe ich sein, ihm überaus wichtiges, Lebenswerk weiter. „Ich hoffe, lieber Papa, Du bist zufrieden mit diesem neuen Werk, meinem ersten Buch."

Die konkrete Idee dazu entstand – inspiriert durch Anthony Robbins und Joseph Mc Clendon III – während meines vierten Besuches des „Unleash the Power within" Seminares im April 2016 in London. Dort entstand der Wunsch, meine Fasten- und auch Lebenserfahrungen in ein Buch zu fassen, um damit viele Menschen zu motivieren, sich jährlich etwas Gutes zu tun und ihr Leben auf das nächste Level zu bringen. Danke, Tony, danke Joseph, für eure Inspiration!

Allen meinen jährlich Mitfastenden, im Speziellen Roland, meinem Mann; Dagmar, meiner „Lauf-Fasten-Friseur-Kinder-Kultur-Wein" Freundin und Andrea, Barbara, Bettina, Christina, Claudia, Cornel, Doris, Emina, Evi, Gerti, Gisela, Hans, Ingrid, Karin, Karolin, Manuela, Marliese, Sabine, Silvia, Verasak, ... und jedes Jahr werden es mehr!

Unseren Kindern Elias und Alma und unseren jährlich wechselnden Aupairs Cristina aus Venezuela, Nora aus Taiwan, Maryna aus der Ukraine, die 10 Tage lang im Frühjahr Zwiebelsuppengerüche morgens um 6.30 Uhr über sich ergehen lassen mussten und sich erstaunlicherweise noch nie darüber beschwert haben.

Meinen sehr geschätzten Lektoren Birgit Bauer, Martina Gleissenebener-Teskey und Nikolay Galabov, die sehr viel Zeit und Engagement für die Korrektur meines Buches einbrachten.

Meiner Mutter Hertha Thomar, die mich in der intensiven finalen Schreibphase des Buches in meinem Elternhaus sehr gut verpflegt hat, mit mir an der frischen Luft walken war und regelmäßig mit mir Kraft- und Fitnessübungen gemacht hat, um Geist und Körper fit und aktiv zu halten für die Challenge meines ersten Buches.

Und nicht zuletzt meinen Kolleginnen Barbara Roth und Tina Feiertag, die dieses Buch mit ihren einzigartigen Cartoons und dem besonders ansprechenden Design zu einem „Willunbedingthaben" Ratgeber gemacht haben.

Meinem wundervollen Mann Roland, weil er mich einfach immer bei Allem unterstützt. Du bist einzigartig!

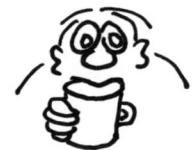

Notizen